La Primavera del árabe marroquí

Linguistic Insights

Studies in Language and Communication

Edited by Maurizio Gotti,
University of Bergamo

Volume 237

ADVISORY BOARD

Vijay Bhatia (Hong Kong)
David Crystal (Bangor)
Konrad Ehlich (Berlin / München)
Jan Engberg (Aarhus)
Norman Fairclough (Lancaster)
John Flowerdew (Hong Kong)
Ken Hyland (Hong Kong)
Roger Lass (Cape Town)
Matti Rissanen (Helsinki)
Françoise Salager-Meyer (Mérida, Venezuela)
Srikant Sarangi (Cardiff)
Susan Šarčević (Rijeka)
Lawrence Solan (New York)

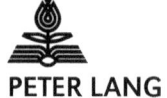

PETER LANG
Bern · Bruxelles · Frankfurt am Main · New York · Oxford · Warszawa · Wien

Bárbara Herrero Muñoz-Cobo
& Otman El Azami Zailachi

La Primavera del árabe marroquí

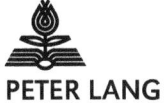
PETER LANG
Bern · Bruxelles · Frankfurt am Main · New York · Oxford · Warszawa · Wien

Bibliographic information published by die Deutsche Nationalbibliothek
Die Deutsche Nationalbibliothek lists this publication in the Deutsche National-
bibliografie; detailed bibliographic data is available on the Internet
at ‹http://dnb.d-nb.de›.

Agradecemos al Centro de Investigación en Comunicación y Sociedad (CySOC) de la
Universidad de Almería su apoyo para la realización de este libro.

ISSN 1424-8689   ISSN 2235-6371 eBook
ISBN 978-3-0343-3104-3 hb.   ISBN 978-3-0343-3103-6 eBook
ISBN 978-3-0343-3106-7 EPUB   ISBN 978-3-0343-3107-4 MOBI

This publication has been peer reviewed.

© Peter Lang AG, International Academic Publishers, Bern 2017
Wabernstrasse 40, CH-3007 Bern, Switzerland
bern@peterlang.com, www.peterlang.com

All rights reserved.
All parts of this publication are protected by copyright.
Any utilisation outside the strict limits of the copyright law, without
the permission of the publisher, is forbidden and liable to prosecution.
This applies in particular to reproductions, translations, microfilming,
and storage and processing in electronic retrieval systems.

A nuestros padres, Abdesalam y Manuel Ignacio

Índice

Prólogo 11

Introducción 17
   1.   Presentación 17
       1.1. Cambios sociopolíticos, cambios lingüísticos 17
       1.2. Objetivos y estructura del libro 19
       1.3. Enfoque teórico 23
   2.   Motivaciones para la elección del tema 24
   3.   La transición sociolingüística en
       Marruecos. Introducción 25

Primera Parte: El árabe marroquí en el siglo xx

   1.   La relación entre lengua e identidad 31
   2.   La gama diglósica en Marruecos 37
       2.1. Introducción 37
       2.2. El árabe marroquí, la nueva oralidad en la era digital 39
           2.2.1. Las características generales 41
           2.2.2. La naturaleza de la relación emisor-receptor 41
           2.2.3. La naturaleza de la relación lengua-realidad 43
           2.2.4. La importancia del elemento sociolingüístico 44
           2.2.5. La flexibilidad 44
           2.2.6. El índice de permeabilidad 45
           2.2.7. El índice de dependencia contextual 47
           2.2.8. La repetición 48
           2.2.9. Las tendencias que rigen la elección lingüística 49
   3.   La política lingüística marroquí en diacronía 51
       3.1. Introducción 51
       3.2. La política lingüística en época del Protectorado 51

3.3. La política lingüística en la etapa postcolonial
y las causas de su fracaso 53
4. La conciencia lingüística marroquí
anterior al cambio de siglo..59
    4.1. Introducción..59
    4.2. Las actitudes hacia las variedades
de la situación diglósica..60
    4.3. Las actitudes hacia las lenguas extranjeras 65
    4.4. Las actitudes hacia las distintas variedades locales...........66

Segunda Parte: El árabe marroquí en el siglo XXI

5. El panorama sociolingüístico marroquí
en las últimas décadas..71
    5.1. Introducción: Contenidos, comunidad de habla
estudiada y enfoque metodológico empleado
en esta segunda parte...71
    5.2. Principales trazos de un panorama social,
artístico y lingüístico en evolución.................................74
    5.3. El paisaje multilingüe y su reflejo léxico 80
        5.3.1. Introducción al multilingüismo en Marruecos.......80
        5.3.2. Fuentes lexificadoras del árabe marroquí
en las últimas décadas..82
6. Elementos de convergencia de las variedades
de árabe marroquí 85
    6.1. Introducción..85
    6.2. El doblaje a la *dāriya* como factor de estandarización......86
    6.3. La alternancia de códigos en el aula...............................92
    6.4. La convergencia interdialectal producida
por la alternancia de códigos..94
7. El árabe marroquí en el registro escrito......................................97
    7.1. Introducción..97
    7.2. El caso Benchemsi...99

    7.3. La *dāriẏa* en el centro del debate periodístico árabe 102
    7.4. La emergencia de los registros intermedios,
         el árabe marroquí formal 106

8. El árabe marroquí en el ámbito público 109
    8.1. Introducción: El árabe marroquí, de «impensado»
         al centro del debate 109
    8.2. El árabe marroquí a la conquista del espacio público 110
    8.3. La nueva constitución y la consolidación de
         un nuevo estatus para la *dāriẏa* 113

9. El entramado psicolingüístico de los niños
marroquíes del mundo 115
    9.1. Introducción 115
    9.2. La televisión como medio de adquisición lingüística 116
    9.3. Los criterios de selección lingüística 119
    9.4. La alternancia de códigos reflejo de la
         hibridez identitaria 120
    9.5. La pertenencia múltiple. Hacia la integración
         de modelos lingüísticos y socioculturales 124
    9.6. Las actitudes lingüísticas de los marroquíes del mundo..... 130

10. La evolución de la conciencia sociolingüística marroquí 133
    10.1. Introducción 133
    10.2. Las polaridades culturales y lingüísticas
          en el Marruecos tradicional 133
    10.3. La evolución de la diglosia marroquí como
          reflejo de las polaridades culturales 136
    10.4. El árabe marroquí como nuevo eje identitario 139
    10.5. Evolución diacrónica del paisaje
          sociolingüístico marroquí 141
    10.6. La transición de la conciencia
          sociolingüística marroquí 143

A modo de conclusión 149

Bibliografía 165
Anexo 183
Índice general 185
Índice de autores 191

Prólogo

En uno de sus tan breves como divertidos «ensayitos instructivos», titulado precisamente *Come scrivere un'introduzione*, sugiere Umberto Eco cómo debe organizarse su contenido y, ante todo, los agradecimientos. Pues «l'abilità nel formulare i ringraziamenti caratterizza lo studioso di classe».

El gran semiólogo –o semiótico– italiano se refiere en ese caso concreto a libros de autoría propia, de lo que aquí, evidentemente, no se trata. Ni tampoco es mi intención, al seguir su consejo, pasar por «studioso di classe» ni mostrar ninguna especie de «abilità». Si empiezo este prólogo haciendo constar mi grande y sincero agradecimiento a la pareja autora de este libro (pareja en vida y en profesión) se debe sencillamente a que es lo que considero más justificado, más urgente y más sencillo.

Voy a dejarlo claro desde un principio: Bárbara Herrero Muñoz-Cobo y Otman El Azami Zailachi han escrito un libro de plena actualidad, que resultaba ya necesario, muy valiente –quizá hasta osado en algunos aspectos– y sumamente coherente, aclaro, de una gran coherencia interna.

La elección de los términos y conceptos que acabo de emplear no tiene nada de gratuito. Los he elegido y empleado después de pensarlo durante bastante tiempo, de reflexionar largamente sobre este asunto. Ruego que así se sepa, se entienda y se valore. Si los he elegido y empleado finalmente ha sido por considerar que son los que mejor caracterizan y distinguen al libro, los que realmente le corresponden, antes que cualesquiera otros.

No oculto asimismo que estimo y valoro mucho la labor de quienes escriben e investigan sobre temas lingüísticos en general, y de lengua árabe en particular. Esta alta estima quizá se explique en gran parte por el hecho de que yo he sido incapaz de hacerlo, a pesar de haber ejercido ininterrumpidamente la docencia universitaria de esa materia durante casi medio siglo.

Y no es solo eso: existe también el gran interés y amor que por ella he sentido siempre, y que no ha menguado en nada. Así es desde que me inicié en su aprendizaje y permanece todavía, al margen de las múltiples y muy diversas y contrastadas experiencias que se me han ido acumulando a lo largo de mi ejercicio de arabista.

Todo ello tiene para mí una cumplida y sólida explicación. Yo considero que la lengua árabe es precisamente uno de los más profundos, permanentes y firmes soportes y valores cívicos de la cultura que representa y que expresa. Este «civismo cultural» propio de la lengua árabe, tanto en su dimensión material como en su dimensión simbólica, es lo que más me ha impresionado y atraído siempre de ella, y la impresión inicial se ha ido consolidando a lo largo del tiempo en sensación y convicción permanentes.

Aclaro además que, en mi opinión, tal «civismo cultural» no tiene por qué entrar en contradicción excluyente con ninguna otra de sus características sustanciales, ni en principio las menoscaba. Ni tampoco contradice ni oculta otra de las creencias firmes que la experiencia continuada y consciente de arabista me ha deparado: como he escrito hace poco, «el primer problema que se le presenta al arabista es, precisamente, el del lenguaje, y dura a lo largo de toda la vida».

Todas estas consideraciones previas que hago no son tampoco convencionales, gratuitas ni desinteresadas, sino todo lo contrario. Me interesa dejarlas bien expuestas y establecidas porque sirven precisamente para orientar sobre la lectura que he hecho del libro que prologo, para contextuarla, para entender y precisar la valoración que he hecho del mismo.

Lo que se han propuesto mis queridos amigos y «discípulos» Bárbara y Otman queda muy claro desde un principio, al declarar ellos mismos que «el enfoque del libro es el sociolingüístico, que parte de la relación estrecha entre la lengua, la realidad y la identidad del grupo que en ella se expresa» (p. 23). Y quizá convenga recordar varias cosas importantes sobre esta cuestión, de suma e indiscutible importancia, absolutamente real, pero que no tiene nada de sencilla y sí mucho de compleja. Desde un principio hasta sus muchos finales posibles, totalmente abiertos y muy variablemente previsibles.

La sociolingüística es una de tantas ramas derivadas de lo que se puede considerar como *sociología especial*, y, como su propio nombre expresa, ha de combinar materiales no solo de doble procedencia y naturaleza, sino también de enorme volumen y dimensión, de hecho finalmente inabarcables en su totalidad. Es una disciplina de aparición relativamente reciente, pero que ha ido adquiriendo un desarrollo continuo y gradualmente creciente a lo largo de las últimas décadas, tanto en el plano teórico como en el de los «estudios de campo».

Como todas las disciplinas que se centran en el tratamiento y el estudio de los «fenómenos sociales», tan cargados de significado como ilimitados en volumen y extensión, resulta sorprendentemente activa, expansiva y dinámica. Brinda muchos atractivos, pero esconde también numerosos riesgos y asechanzas, lo que contribuye a hacerla, inevitablemente, polémica. En especial, cuando en su elaboración y valoración entran y se mezclan conceptos que son, por naturaleza, enormemente fluidos, polifacéticos, multidefinibles e, inevitablemente, casi siempre fácil y rápidamente ideologizables. Conceptos que son rehenes de dinámicas muy alternativas y cambiantes, escurridizas. Parece evidente que el más representativo y significado de todos ellos es el concepto de identidad y, en especial, el de las calificadas de identidades colectivas.

La cuestión apuntada alcanza mayor peso e importancia en la cuestión de que aquí tratamos, pues es un punto absolutamente central y predominante en el libro de los autores. En realidad, la cuestión del «reconocimiento del árabe marroquí» es la cuestión del «reconocimiento de una identidad colectiva marroquí».

Yo no voy a entrar aquí en la discusión de estas cuestiones porque no es el lugar de hacerlo y sí de dejarlas simplemente apuntadas. Quiero también recordar que en ellas se refleja de forma tan nítida como inevitable lo que, como define con rotundidad Claudio Magris, es «el drama de nuestro tiempo»: la búsqueda de la identidad. Tanto en el terreno individual como en el grupal –insisto en ello–, tanto en la persona como en los colectivos. ¿Se extrañará alguien si afirmo que la «búsqueda de la identidad» –en singular y en plural– constituye uno de los problemas que provoca más crispaciones, confrontaciones y exclusiones en la actualidad? Y en todos los terrenos, desde la biología a la política, mencionados como posibles extremos de la actividad e inquietud humanas.

A este respecto voy a proporcionar seguidamente dos datos que expresan con indiscutible claridad la dimensión central y predominante que adquiere en el libro la cuestión suscitada. Uno es este: el término *identidad* –en singular o en plural– se emplea en más de noventa ocasiones en las páginas que siguen, y hasta en más del centenar si tenemos en cuenta alguno de sus derivados, *identitario*, por ejemplo, que –si mi recuento ha sido exacto– aparece en quince ocasiones. Dos: el mismo término, *identidad*, aparece una sola vez en el libro inmediatamente anterior de Bárbara (*Elementos de unidad y pluralidad en el mundo árabe*, Madrid, Ed. CantArabia, 2017, 136 págs.), y concretamente al referirse al tema del velo.

En conclusión, mi opinión desapasionada es esta: valorar la «lengua» como uno de los elementos principales para reivindicar y demostrar la existencia de una identidad colectiva y nacional, me parece en principio justificado y acertado. Concluir que actúa como el elemento absolutamente determinante y decisivo en ese proceso, sin tener en cuenta algunos otros no menos entitivos y participantes, tanto de orden material como espiritual o inmaterial, lo considero precipitado, excesivo, insuficientemente contrastado y claramente unilateral.

Nada de lo expuesto hasta ahora sirve para negar o paliar una realidad evidente, rotunda, que se impone por su propio peso y «entra por los ojos», o en este caso, mejor dicho, «por los oídos». Es la siguiente: el vastísimo espacio arabófono se ha visto sometido a un proceso constante y secular de enorme fragmentación lingüística, que ha ido dando origen a una grave situación de pluridialectalización, como fenómeno natural predominante. Se manifiesta además a través de una amplísima gama de variantes con formas quizá cada vez más diferenciadas entre sí.

Panorama tan complejo y fragmentado se complica y enrevesa aún más al coincidir y mezclarse con otros de índole similar, como son los de la diglosia y bilingüismo. [ ] Aunque no es este fenómeno privativo –ni mucho menos– del espacio general arabófono sí lo caracteriza de forma especial. En su libro, Bárbara y Otman exponen y analizan con documentación apropiada, conocimiento directo de la cuestión y notable ponderación valorativa, la «situación marroquí» y algunas de sus pautas interpretativas y de sus propuestas para superar esa situación merecen ser tenidas en cuenta y hasta oportunamente aplicadas.

Insisto en la gran importancia que adquieren estas cuestiones porque no plantean solamente muy graves –y cada vez más amenazantes– problemáticas internas y panárabes, sino también externas y extra-árabes. A este respecto, me voy a permitir hacer una única referencia: en un muy conocido y divulgado diario español de ámbito nacional apareció a finales del año pasado una crónica titulada «La torre de Babel del mundo árabe», que abunda en afirmaciones rotundas y muy variablemente documentadas y contrastadas; entre ellas, y como resumen previo y destacado, la siguiente: «Con 350 millones de hablantes en 22 países, los árabes se encuentran cada vez más divididos por el mismo idioma. Los dialectos regionales se imponen a la lengua clásica sin que haya un habla común aceptada».

Hace mucho tiempo que esta situación ha traspasado el nivel estrictamente académico y la problemática lingüística, y existen múltiples ejemplos confirmatorios. Esto de la posible «lengua común» no es, insisto en ello, privativo del mundo árabe, pero sí adquiere en él dimensiones y consecuencias particularmente graves y amenazadoras, repito. Por cierto, esa referencia me recuerda lo que un embajador español dijo, en cierta ocasión, a sus colegas latinoamericanos: «Y ahora, vamos a hablar en la lengua común que nos separa».

Me voy a permitir tan solo añadir una última consideración, relacionada con ese fenómeno de intensa fragmentación lingüística y de multidialectalización. Quien piense que se trata de un fenómeno típicamente moderno y actual se equivoca totalmente. Hunde sus raíces en el pasado, ha acompañado a la lengua árabe «clásica» a lo largo de los espacios y de los tiempos. Y algunos han llegado a considerarlo genuino e insuperable, hasta endémico.

Situarlo tan solo en el presente no es solo sacarlo de la historia, sino desarraigarlo también, en todos sus aspectos, de su propio contexto cultural. Es un hecho innegable, pero no puede ser objeto de explicaciones aparentes y de simplificaciones urgentes. Basta con recordar un ejemplo, que además nos cayó muy cerca: el diversificado mapa dialectal andalusí.

Aunque un prólogo tiene sus límites, tanto en contenido como en extensión, no puedo sustraerme a añadir otra referencia, en este caso concreto, al título que Bárbara y Otman han dado a su libro. Es muy atractivo y tiene un indudable «gancho» de actualidad. El vuelo metafórico le da una proyección que desborda con claridad lo propiamente lingüístico y, superando lo sociológico, se adentra en lo político. Yo no sé si responde con suficiente exactitud a la cuestión que trata, o si es más producto del deseo que de la realidad. El panorama que brinda por ahora la llamada «Primavera Árabe» no es precisamente positivo ni halagüeño. Al margen de lo que pueda ocurrir –y posiblemente ocurrirá– en el futuro más o menos próximo.

No creo equivocarme si afirmo que no ha sido este un prólogo de circunstancia, y al uso. Quiero sobre todo que quede muy claro –y de forma especial a los autores del libro– el gran interés y la constante atención que he puesto en su lectura, lo mucho que he aprendido con él y lo mucho también que me ha hecho reflexionar sobre los temas de los que en él se trata. También, cómo su lectura me ha llevado a volver a plantearme y revisar mis propias ideas sobre estas materias. Empecé a manifestándoles mi grande y sincero agradecimiento y quiero concluir reiterandoselo. Me han enseñado mucho, en la misma proporción y medida que me han inquietado.

La lengua es, por su propia naturaleza, un elemento humano ejemplarmente vivo, cambiante y dinámico. También la lengua árabe, y de ello se va teniendo creciente constancia, no exenta sin embargo de grandes dificultades y problemas de toda especie, en su propio espacio, claramente dicotómico. Su futuro es sin duda inquietante, pero también apasionante y abierto. Muchos de sus hablantes, y en especial sus estudiosos, lo saben bien. Entre mis próximas lecturas estarán dos libros, de reciente aparición. Uno es de autoría individual, y se titula *al-ʿUrūba rikāz al-umma. Fī thunāʾiyat al-ʿurūba wa-l-islām* («La arabidad es el filón de la nación. Sobre la dualidad de la arabidad y el islam»). El otro es colectivo: *al-Luġa wa-l-huwiyya fī-l-waṭan al-ʿarabī* («La lengua y la identidad en la patria árabe»). De seguro que me resultarán también muy útiles.

En el terreno de la lengua, como en tantos otros, el mundo árabe se juega su porvenir. ¿Son plenamente conscientes de ello? Los fenómenos de disgregación no rompen solamente organismos lingüísticos.

Pedro Martínez Montávez
Agosto, 2017.

Introducción

1. Presentación

1.1. Cambios sociopolíticos, cambios lingüísticos

Coincidiendo con el cambio de siglo se ha venido produciendo una serie de transformaciones de gran magnitud y profundidad que desde muy diferentes ámbitos alcanzan una repercusión global. Estamos pues, ante una realidad de enorme complejidad que reviste por ello especial interés. Al tránsito de la cultura analógica a la digital, los movimientos migratorios y la globalización se une, en el caso del mundo árabe, el comienzo de procesos todavía incipientes de libertad informativa, que suponen la participación en el debate público y un creciente protagonismo de la sociedad civil[1]. Así, sectores de la población tradicionalmente marginados o automarginados y, en concreto, los más jóvenes, cobran centralidad sobre todo desde la llamada Primavera Árabe. Se trata, como sabemos, de una etapa de conflictos aún inconclusa que comienza tras las revueltas de Túnez a finales del 2010, pero que, a pesar de la reacción de violencia contrarrevolucionaria que ha generado, supone también un atisbo de esperanza, una conquista social derivada de la ruptura de la barrera del miedo. Este punto de partida ha abierto la puerta a unos desiguales, traumáticos e inciertos procesos de cambios en los que, a día de hoy, los casos tunecino y marroquí parecen encarnar la excepción que suponen las guerras en Siria y Yemen y los truncados procesos de democratización de países como Egipto o Baréin, coincidiendo, en el caso marroquí, con una relativa apertura política impulsada desde la Jefatura del Estado.

Es, pues, periodo de particular relevancia tanto a nivel global como local, pues estos movimientos sociales encuentran en Internet una eficaz vía de expresión y expansión, lo que tiene un claro reflejo

---

1   Para un análisis detallado de la sociedad civil marroquí, véase Roque 2002.

sociolingüístico: el acercamiento de los registros oral y escrito y el relajamiento de la norma, que dan paso a un estilo comunicativo intermedio, híbrido e informal, vigente sobre todo en la redes sociales.

El mundo árabe y Marruecos de modo particular no están al margen de esta situación, y ambos polos de lo que llamamos la tensión o *continuum* diglósico –oralidad y escritura– se están aproximando, de manera que lo que era una diglosia estable está dando paso progresivamente a registros simbióticos que superan la polaridad formalidad-informalidad.

La acción simultánea de todos estos factores tiene como consecuencia la emergencia de nuevas identidades que, en el caso concreto de Marruecos, encuentran un pilar importante en la lengua oral, el árabe marroquí, la *dāriŷa*[2]. Esta nueva identidad es, como corresponde a la época que nos toca vivir, más rica, compleja, elástica e híbrida, y la lengua, sobre todo en el registro juvenil, está vehiculando las reivindicaciones más progresistas de la sociedad, y no sólo en Marruecos. Este registro se caracteriza por la superación de tabúes sociales y lingüísticos con un lenguaje directo, un profuso empleo de formas disfemísticas y una apertura, que en el caso del árabe marroquí se manifiesta mediante la utilización de formas mixtas que alternan el árabe con las lenguas extranjeras, sobre todo el francés.

Tal situación provoca y es a la vez reflejo, es decir, es indicio y a la vez símbolo, de un irrevocable cambio en la conciencia y en las actitudes lingüísticas de esta comunidad de lengua[3], y supone un ascenso del árabe marroquí, la *dāriŷa*, y del bereber, *tamazigh*[4], que hemos situado de un modo aproximado en el nuevo milenio, pues, aunque los cambios se vienen produciendo desde tiempo atrás, es con

---

2   En algunos textos se emplea la palabra *dāriŷa* en masculino tomando como término implícito «el árabe». En este libro la hemos utilizado en femenino tomando como término implícito la lengua o variedad.

3   Buena prueba de la emergencia de una nueva lealtad lingüística es el neologismo *tamaġribit*, que hace alusión precisamente a una reivindicación de la identidad marroquí, de la marroquinidad transmitida, entre otros factores, por la *dāriŷa*.

4   Empleamos de modo indistinto voces como *bereber*, *tamazigh* o *amazigh* para referirnos al conjunto de variedades lingüísticas que lo configuran y, aunque podríamos emplearlos en femenino, tal y como lo hemos hecho con el árabe marroquí, lo haremos, como suele hacerse, en masculino.

el comienzo del milenio cuando empiezan a hacerse más visibles y extensivos. Comienza una especie de *Primavera de la dāriŷa*, y podríamos denominarla así, en el sentido de que es una eclosión natural, un cambio cargado de vitalidad y esperanza –pero cuyas semillas no siempre cuajan y, de hacerlo, no siempre maduran– y que puede suscitar, y de hecho lo hace, no pocas reacciones.

1.2. Objetivos y estructura del libro

En este libro estudiaremos desde un punto de vista cualitativo las causas, los medios y las consecuencias de esta transición, y lo haremos analizando los detonantes que han dado pie a todo este cambio y las repercusiones que han tenido en la conciencia lingüística de los marroquíes del mundo[5].

Es decir, observaremos cómo el árabe marroquí va erigiéndose cada día más como el eje vertebrador de una identidad transnacional o, como suele decirse últimamente, *glocal,* es decir, a caballo entre lo local y lo global. Esta comunidad tiene un interés y una complejidad añadidos, ya que el hablante se encuentra en una situación de frontera[6] con dos referentes culturales reflejados en dos códigos lingüísticos, que ha de reajustar constantemente para armonizarlos de un modo equilibrado. Tal ajuste es imprescindible para evitar la aculturación que un bilingüismo sustractivo o incluso un monolingüismo en la lengua de acogida[7] pudiera provocar, ya que, como ocurre en otras comunidades migrantes, la pérdida lingüística o atrición, es decir, el monolingüismo en la lengua de acogida, es una tendencia habitual en la tercera y cuarta generación de migrantes.

---

5   Empleamos la expresión «marroquíes del mundo», pues se trata de una denominación consolidada. Por poner un ejemplo, el portal marroquí de noticias más visitado, Hespress, cuenta con una ventana etiquetada así.

6   Hänsch (2000: 114) señala cómo esta situación liminar en la que se encuentran los migrantes hace que la sensación de vulnerabilidad y de pérdida de referentes formen parte esencial de su vida cotidiana.

7   Bos (2013: 260) estudia la comunidad adolescente marroquí en Holanda y observa el estrecho vínculo que existe entre la lengua y la cultura, de tal modo que los estudiantes universitarios de origen marroquí no conciben dar a sus hijos una educación monolingüe que prescinda del árabe.

Observaremos, asimismo, cómo la variedad oral de la gama diglósica *(dāriẏa, lahẏa* o *hadra)* está adquiriendo en Marruecos nuevos ámbitos de acción, ampliando su abanico de funciones y representando nuevos valores semióticos. Prueba de esta centralidad que el árabe marroquí está adquiriendo dentro y fuera de Marruecos es que el relativo vacío bibliográfico que existía en la década de los noventa, en lo que obras que superen el ámbito dialectológico se refiere, se contrapone a la proliferación posterior de tesis doctorales, publicaciones periódicas[8], obras –tanto de divulgación (manuales, gramáticas, vocabularios y diccionarios) como de investigación (actas de simposios y congresos[9])– dedicadas a esta variedad lingüística. Es decir, lo que era un tabú o, dicho en términos del pensador Mohammad Arkoun, un concepto no sólo impensado sino también impensable, el árabe marroquí, ha pasado a ser el epicentro del debate, tanto en la calle como en el discurso periodístico y académico.

Para visibilizar dicho cambio, dicho desplazamiento del árabe marroquí, de la periferia al núcleo simbólico, trazaremos un recorrido diacrónico y veremos su repercusión dentro y fuera de Marruecos, y lo haremos observando cómo gracias a los medios de comunicación formales e informales y a las distintas manifestaciones artísticas, el árabe marroquí se está postulando cada día más como uno de los elementos constitutivos de una identidad que se torna menos compacta, más compleja, una identidad nómada en la que la univocidad da paso a una mayor transversalidad.

Rebasaremos, pues, las fronteras físicas de Marruecos para analizar esta evolución en la identidad transnacional de la población migrante. Para ello hemos tenido el privilegio de tratar desde 2005 a un grupo nutrido y variado de informantes jóvenes, en su mayoría nacidos en España de padres marroquíes, calificados habitualmente como

---

8   Por poner un ejemplo, en España, revistas como *Edna (Estudios de Dialectología Norteafricana y Andalusí),* de la Universidad de Zaragoza, o *al Andalus Magreb,* de la Universidad de Cádiz, han dedicado numerosas aportaciones al estudio de esta variedad lingüística.

9   El profesor Francisco Moscoso lleva organizando desde 2006 congresos periódicos que giran en torno a los distintos aspectos que ejemplifican el cambio que se está produciendo en la diglosia marroquí, desde la enseñanza de la *dāriẏa* hasta la conciencia lingüística pasando por los límites de la oralidad.

«inmigrantes de segunda generación». Hablamos de privilegio porque no se ha tratado de un trabajo de campo al uso, sino que realmente ha sido una convivencia de más de diez años en la que hemos podido ir observando los cambios de una manera progresiva y desde dentro. Los informantes no se sentían observados, lo que sin duda es un valor añadido de naturalidad y por lo tanto de veracidad, pues uno de los autores de este libro, Otman El Azami, era y es su profesor. En la segunda parte de este trabajo se aborda una realidad sociolingüística de especial interés, resultado del contacto lingüístico en una sociedad multicultural. Es un estudio de sociolingüística infantil y juvenil basado en el habla de un colectivo todavía escasamente estudiado como es la comunidad lingüística transnacional. Este grupo de habla presenta dos aspectos de interés adicionales, pues parte de una visión más aséptica, no influida, al menos directa y conscientemente, por los distintos debates que sobre la lengua oral y la identidad están teniendo lugar en su país de origen, y que posee, como cualquier colectivo migrante, una conciencia lingüística muy sensible. Además, la sociedad multicultural es todo un reto sociolingüístico, pues las migraciones suponen un desafío en tanto configuran un contexto rico que la sociedad de acogida ha de afrontar con una adecuada gestión de la diversidad.

Partiremos de una descripción del perfil sociolingüístico marroquí previo al año 2000, dibujado en la primera parte del libro, para ir progresivamente acercándonos a la situación actual trazada a partir del quinto capítulo en la segunda parte. Finalmente, y a modo de conclusión, daremos una propuesta de solución a los escollos que en esta evolución hemos ido encontrando.

Así, la primera parte del libro se ocupará de un análisis teórico de la situación sociolingüística marroquí anterior al cambio de siglo, cuyo trabajo de campo tuvo lugar en Marruecos durante el periodo que va de 1987 a 1992. Tal aproximación partirá de la relación entre lengua e identidad, el supuesto básico de la sociolingüística al que dedicamos, a modo de introducción, el primer capítulo. En el segundo ubicaremos la variedad que estudiamos, el árabe marroquí, dentro de la gama diglósica y procederemos a su caracterización como lengua oral. El tercer capítulo de esta primera parte estará dedicado a la planificación lingüística en Marruecos y en él hacemos un recorrido diacrónico de su evolución. En el cuarto se perfilará lo que venía siendo la conciencia lingüística marroquí hasta el comienzo del nuevo milenio.

En la segunda parte analizaremos los cambios que se han producido en las dos últimas décadas, sus causas y sus repercusiones. Así, tras el capítulo quinto, una introducción en la que se pergeñan los trazos de este panorama cambiante, el sexto está dedicado a analizar los elementos de convergencia de las distintas variedades del árabe marroquí, que se produce concretamente gracias a fenómenos como la alternancia de códigos o el doblaje al *dāriẏa* de series televisivas. En el séptimo capítulo se analizará la irrupción del árabe marroquí en el registro escrito, concretamente la repercusión de la controversia sobre la ampliación de funciones y la elevación del nivel de prestigio de la variedad hablada con un caso muy explicativo y polémico, el asunto Benchemsi[10], y sobre la nueva situación sociolingüística como epicentro del debate periodístico, no ya marroquí, sino de todo el mundo árabe, así como la emergencia de un registro intermedio, el árabe marroquí formal o culto. En el capítulo octavo veremos la conquista, llevada a cabo por el árabe marroquí, de ciertas esferas del ámbito público, así como la relativa consolidación de un nuevo estatus para la *dāriẏa* que le otorga la nueva constitución marroquí de 2011. En el noveno capítulo se vislumbrarán los hilos que urden el entramado psicolingüístico de los marroquíes del mundo, el papel de la televisión como medio de adquisición lingüística y el fenómeno de la alternancia de códigos como reflejo de la hibridez identitaria de este grupo, y trazaremos el mosaico sociolingüístico y cultural en la diáspora. En el décimo y último capítulo veremos la repercusión que todo ello tiene en la conciencia sociolingüística de los hablantes, así como la evolución de la diglosia marroquí como reflejo de las polaridades culturales y la importancia del árabe marroquí como nuevo eje identitario.

Para terminar, y a modo de conclusión, perfilaremos el recorrido de la evolución diacrónica del paisaje sociolingüístico marroquí y aportaremos una propuesta de planificación que establece los puntos de la política lingüística del futuro. Dicha propuesta está basada en el análisis de las principales trabas con las que se encuentra esta evolución del

---

10   En esta obra hemos mantenido los nombres propios tal y como suelen transcribirse.

árabe marroquí y va encaminada a evitar, en la medida de lo posible, las mermas que su ascenso pudiera ocasionar.

1.3. *Enfoque teórico*

El enfoque del libro es el sociolingüístico, que parte de la relación estrecha entre la lengua, la realidad y la identidad del grupo que en ella se expresa. Nuestro modo de acercamiento será inductivo, es decir, cada capítulo partirá de una introducción de carácter más general para ir analizando cuestiones de progresiva concreción. Nuestra aproximación va, así, desde el ámbito macrosociolingüístico[11] al microsociolingüístico, y los supuestos teóricos irán ejemplificados con casos paradigmáticos. Para facilitar la lectura hemos introducido cuadros sinópticos que esquematizan de un modo visual el fenómeno al que estemos haciendo alusión en cada caso.

Respecto al trabajo de campo, fase imprescindible en este tipo de investigación, tuvo lugar, en su primera etapa, en la comunidad lingüística de origen, Marruecos, como punto de partida de la curva evolutiva. En la segunda parte, el trabajo de campo se ha basado, como hemos dicho, en la comunidad lingüística transnacional, en el habla y las percepciones que ésta refleja en la comunidad de niños marroquíes inmigrantes en España. Este corpus, constituido por encuentros, encuestas, entrevistas y charlas más o menos informales, se ha visto enriquecido por aportaciones que, gracias a la conquista de espacios antes reservados a la lengua de escritura, sirven de soportes nuevos para el árabe marroquí; nos referimos a la televisión, a la prensa y, cómo no, a las redes sociales.

Nuestro estudio es, pues, diatópico, por cuanto se basa en la comunidad lingüística marroquí dentro (en la primera parte) y fuera de Marruecos (en la segunda parte), y es diacrónico por analizar la situación sociolingüística antes del nuevo siglo y desde su comienzo

---

11 La macrosociolingüística es la parte de la sociolingüística que se plantea cuestiones como la sustitución lingüística, la diglosia, la normalización lingüística, el conflicto y la planificación lingüísticos, y que nace a raíz de problemas surgidos después de la Segunda Guerra Mundial, especialmente en relación con la situación de los nuevos Estados nacionales de Asia y África.

hasta hoy. Consideramos imprescindible tanto el recorrido diacrónico, que hace patente la evolución, como la doble perspectiva endógena y relativamente exógena, pues es el reflejo de una realidad, de una identidad que no se circunscribe ya a unas fronteras físicas, sino que se complementa, se enriquece y muta adaptándose a realidades nuevas. En otras palabras, no se puede entender en qué está consistiendo exactamente toda esta serie de cambios en el nivel lingüístico, psicológico y social si no se explica cuál era la situación de partida. A lo largo del libro veremos cómo lo que era una identidad constituida por vectores en dirección centrípeta se caracteriza ahora por su vocación eminentemente centrífuga. El núcleo es el mismo, pero el sentido no; el modelo excluyente ha dado paso, ha de dar paso, a un ideal de complementariedad; el ideal de pureza ha sido desplazado por la hibridez y la identidad local está dando paso a una identidad más radial, transnacional, entre lo local y lo global que, desde el terruño, se abre al mundo.

2. Motivaciones para la elección del tema

Además de la oportunidad del momento actual, existe una serie de razones por las que esta cuestión, la transición de la diglosia marroquí, resulta de insoslayable interés para sociólogos, pensadores y lingüistas, arabistas o no. La clave de dicho interés estriba en que la diglosia es una característica raigal de la cultura árabe, pues la lengua escrita es portadora de su patrimonio histórico y cultural, *turāṯ*. El elemento cultural está fuertemente vinculado al elemento religioso, al islam, otro de los ejes vertebradores de la identidad árabe en general y marroquí en particular, pues el árabe clásico es la lengua de la liturgia en todo el mundo islámico. Pero, mientras la variante escrita es, como decimos, frecuentemente asociada a la tradición cultural árabe, a la identidad universal del islam y al ámbito público, las lenguas orales reflejan la pluralidad de las identidades locales y están más vinculadas al ámbito privado. La *Primavera de la dāriŷa* supone una transición a una diglosia fluida que refleja cambios en las mencionadas polaridades culturales, encarnadas respectivamente por el árabe clásico[12], la variante escrita o *fuṣḥà,* y las variedades orales. Además de estas razones para elegir la diglosia como núcleo temático, existe toda una serie de motivos más concretos por los que nos centramos en la variedad del árabe hablado en Marruecos que se unen a la cercanía geográfica y cultural con España, como son la importancia del árabe marroquí en la configuración social española gracias al fenómeno de la inmigración, la importancia del debate sobre diglosia en el país vecino, mayor que en otros países árabes, o la mencionada emergencia de una nueva realidad identitaria como resultado de los cambios sociopolíticos que, con la lengua como medio, se está produciendo.

En definitiva, con este libro nos proponemos abordar la legitimidad emergente de la *dāriŷa* en los últimos años frente a la clásica sacralización de la lengua *fuṣḥà* en el contexto concreto de la diglosia marroquí, sus causas y sus consecuencias.

3. La transición sociolingüística en Marruecos. Introducción

El cambio de siglo ha venido, como decimos, acompañado por el auge tecnológico, que ha acarreado a su vez la inmediatez y capilaridad de la información, la potencial virtualidad de la relaciones y la ubicuidad virtual de los seres humanos, imprimiendo un mayor dinamismo y elasticidad al tejido social, que se ve complementado por la apertura que suponen los movimientos migratorios. La globalización, causa y consecuencia de la eclosión tecnológica, y la movilidad añaden riqueza pero también complejidad al panorama social pues la identidad se convierte en un elemento radial de múltiples adscripciones que tiene su reflejo,

---

12   Cuando hagamos referencias al árabe clásico *fuṣḥà* o al árabe sin ningún adjetivo nos referimos al conjunto de variedades escritas contemporáneas, también denominadas, según el registro, *árabe literal, neoárabe, árabe estándar, árabe moderno* o *árabe formal*. Ferrando (2001) hace una completa y precisa definición de cada registro.

cómo no, en la lengua y en un juego de lealtades lingüísticas que son a menudo, como veremos, ambivalentes.

Efectivamente, la trayectoria vital del ser humano es hoy más móvil que nunca, y las personas viajamos, además de por placer, para buscar trabajo, por motivos de reagrupación familiar, por razones políticas y económicas, para ampliar conocimientos y con un sinfín de objetivos que varían tanto como cada una de las personas que emprenden el proyecto vital de emigrar. Hoy en día todos somos migrantes en el sentido de que vivimos en un nuevo mundo fragmentado, híbrido, caótico e incierto en el que el canon, los cánones de la realidad, se difuminan. Además, los cambios se suceden acompasados a un ritmo no biológico, con una aceleración que los hace, con frecuencia, difíciles de asimilar. Los límites de lo imaginable se han desdibujado, las fuentes de conocimiento, los referentes de autoridad moral e intelectual están igualmente diseminados, son difusos, y los pocos que son claros son muy efímeros. La autoridad, la legitimidad es ahora policéntrica, y los que nacimos durante el siglo pasado tenemos a menudo la impresión de que casi «nada es lo que era» y, a veces, la impresión contraria de que «todo sigue igual» con distinto nombre. Las polaridades que anclaban nuestro estar en el mundo, nuestra identidad, aunque desdibujadas, siguen operando a nivel inconsciente, sustrático, y nuestro esfuerzo de adaptación es un constante intento de traducción de lo nuevo a las viejas palabras, en un melancólico ejercicio de utopía hacia una seguridad que siempre es ficticia. El poliamor es nuestro amor libre, la posverdad es nuestra posmodernidad vestida de nuevo, y lo que hoy llamamos –más bien lo que llaman– transhumanismo es un humanismo en simbiosis con la ciencia y la técnica. Las palabras, nos quedan las palabras, y no todas. Palabras para no sentirnos afásicos, extraños entre extraños, pues, como decía Pessoa, «nuestra patria es nuestra lengua».

El mundo árabe no queda fuera de estos procesos generales y es quizá el fenómeno de Internet el que está produciendo cambios más profundos en las sociedades que lo integran, pues se ha constituido en la plataforma empleada sobre todo por la juventud para canalizar y organizar movimientos de protesta y concienciación política. Mientras los jóvenes occidentales, hasta la oleada de protestas ciudadanas en Europa y América[13], utilizaban las redes sociales como Facebook o YouTube en muchas ocasiones como simple pasatiempo o como medio de socialización, los jóvenes árabes desde Tánger hasta Amman ya recurrían a estas herramientas sobre todo para dar rienda suelta a su libertad de expresión. En estas vías se hace un uso de las lenguas vernáculas, que han demostrado una alta adaptabilidad a las exigencias de rapidez, concreción y espontaneidad propias del medio. Así, en las últimas décadas proliferan los portales digitales en los que esta nueva conciencia social, política y lingüística se va forjando, difundiendo y reformulando.

---

13 Movimientos que, como apuntó Alain Badiou en una conferencia pronunciada el 21 de noviembre de 2013 en el Institut du Monde Arabe de París, son, en mayor o menor medida, fruto de la repercusión de la onda expansiva de las Primaveras árabes. Nos referimos a fenómenos como el 15M español y *Occupy Wall Street*, ambos en 2011, e incluso más recientemente, en las elecciones presidenciales francesas de 2017, *France insoumise*.

Primera Parte
El árabe marroquí en el siglo XX

1. La relación entre lengua e identidad

Como es bien sabido, entre los rasgos que ubican a una persona en un grupo social se encuentran el sexo, los lazos de sangre, su procedencia (geográfica, social y cultural), su pertenencia a entramados sociales del tipo que sean (profesional, religioso, etc.) y, de un modo fundamental y aglutinante, su lengua.

La relación lengua-identidad es tan directa, que, en muchas culturas, el hecho de hablar una lengua de un modo incorrecto o inapropiado excluye al individuo del grupo convirtiéndolo en la encarnación del «otro». Tal es la naturaleza de la relación existente entre la lengua y la identidad grupal que en casi todas las lenguas existe un término específico para designar a la persona que no habla correctamente la lengua dominante, porque, como decimos, normalmente se concibe de un modo automático como elemento distintivo de la identidad[14]. Este valor social del lenguaje lo convierte en un parámetro sociolingüístico eficaz para medir la distancia social y la solidaridad grupal (local, profesional o étnica[15]). En un sentido amplio, cuando hablamos en nuestra lengua materna, estamos definiéndonos, entre otras cosas, como integrantes y procedentes de una determinada área geocultural supranacional, nacional[16] y local.

---

14 Así, del mismo modo que en otros periodos de la historia arabo-islámica se aludía a los que no hablaban el árabe con un término específico definitorio de su identidad: *'aŷam*, en Marruecos existe actualmente el término *gawri*, parecido a nuestro vocablo sinónimo *guiri*.

15 Grimes (1985) subraya la importancia de la lengua como preservadora de la etnicidad de un pueblo. En la comunidad de los Vaupes, en Colombia y Brasil, observa cómo se hacen esfuerzos por preservar el idioma materno como signo de identidad étnica, ante la proliferación de matrimonios exogámicos.

16 Como sabemos, la lengua es uno de los factores que configuran la identidad nacional junto con la territorialidad y, en algunos casos, la religión. Uribe Villegas (1974) habla, en este sentido, de una actitud llamada *lingüismo* como proceso paralelo al nacionalismo, que resulta de la lealtad lingüística encargada del mantenimiento o desplazamiento lingüísticos. El autor insiste en la estrecha conexión entre ambos conceptos.

En el caso del árabe, es importante hacer una observación suplementaria, y es que los hablantes no sólo definen mediante la lengua su identidad nacional, sino también la religiosa. Desde el momento en el que una comunidad realiza su plegaria en árabe, la lengua sagrada del Corán, es considerada parte integrante de una entidad abstracta supranacional: la *umma (islāmiyya)*, la nación islámica o comunidad de creyentes en el islam formada en su mayoría por países no arabófonos. El árabe es, pues, una marca de identidad nacional y religiosa a todos los niveles, desde el supranacional al individual (incluso distintas facciones religiosas dentro del islam utilizan las diferencias dialectales para mostrar su adhesión a una u otra[17]).

Aplicando este parámetro de relación lengua-identidad dentro de un país árabe y musulmán como Marruecos, las diferencias diatópicas revelan a su vez las procedencias y las identidades que éstas comportan, pues los distintos acentos sitúan al hablante dentro de un área geográfica y de un grupo social y cultural. El lenguaje cumple así una doble función: por una parte, como fuerza cohesiva de los miembros del grupo, y por otra, como vector de defensa hacia el exterior, de modo que si, por ejemplo, un marroquí de Tetuán desea enfatizar su *tetuanidad*, empleará rasgos típicos de su dialecto[18], perfectamente asociados, como decimos, a una identidad. Es decir, mediante la lengua no solamente nos ubicamos, sino que también asumimos papeles sociales que son los hilos con los que se urde la trama social. Cuanto más denso sea el tejido social, mayor será la homogeneidad lingüística[19], pues el individuo recibe mayor presión para preservar la norma, mantener la

---

17 Holes (1983: 10) así lo observó en su estudio sobre la variación dialectal en la zona de Bahréin: «In Bahrain dialectal differences correlate closely with sectarian allegiance (ši'a/sunna)», donde, entre miembros de la misma facción, la afinidad grupal se expresa añadiendo un pronombre, por ejemplo: *'aṭini finÿāl qahwa ya abuk̲o ya jtik̲*.

18 Emplearemos de modo indistinto las expresiones «variedad lingüística», «lengua materna» o «lengua vernácula» o «dialecto» por considerar que la diferencia que existe entre estos términos es de naturaleza extralingüística.

19 Milroy (1987) demostró que el estrato obrero se comunica a través de una red sumamente densa, mientras que los estratos medios y medio-altos se mueven en redes muy laxas (la densidad aparece en virtud de que los sujetos interactúan en un territorio habitual y definido donde prácticamente se conocen todos y comparten áreas de relación como la familia, el trabajo o los espacios de ocio).

cohesión y densificar así el entramado social. Un ejemplo claro de la relación existente entre lengua e identidad social son los *antilenguajes* a los que se refiere Halliday (1978: 85), propios y distintivos de los grupos marginales, códigos de resistencia pasiva o de oposición activa que representan un medio claro de expresión de la conciencia de clase y de la ideología del grupo que los emplea. Los antilenguajes se sitúan simbólicamente en el otro extremo respecto al sistema lingüístico. Un ejemplo de antilenguaje en el caso marroquí podría ser la jerga juvenil o la callejera, *el-hadra e-zzanqawiya*[20], con la que, como afirma el autor, se crea una realidad alternativa. Ahora bien, con la era digital, el árabe marroquí en las redes sociales, que era, en principio, un antilenguaje, ha ido adquiriendo progresiva centralidad y abandonando su carácter minoritario y periférico como prueba del reforzamiento simbólico al que hemos hecho alusión.

Otro ejemplo del paradigma «a cada grupo, un modo de hablar» son las lenguas secretas[21], códigos creados por un determinado grupo (gremial[22] o de sexo, mujeres generalmente) para, en una doble función cohesiva y defensiva, posibilitar la comunicación entre sus miembros y evitar la comprensión por parte de quienes no pertenecen a dicho grupo. Esta tendencia unificadora de los miembros de un grupo y distintiva respecto a los demás es universal, y el nuevo código es el que resulta de intercalar unidades (fonemas o palabras) o cambiar el orden de las existentes en el código normal de la comunidad en la que surge. Los lenguajes secretos son, en este sentido, antilenguajes, y consisten en una serie de procedimientos, además de los ya citados, tales como cambios en los pronombres para aludir a alguien sin que sea evidente o el uso de metáforas para referirse a temas prohibidos o tabúes como el sexo, la religión o la política[23].

---

20 En el caso citado se observa claramente la separación de la sociedad árabe tradicional en dos ámbitos claramente definidos: el público, la calle, lo *'āmm,* y el privado, la casa, lo *jāṣṣ.*
21 Pianel (1950) se refiere a ellos como «argots» y analiza su tipología y mecanismos de formación y funcionamiento.
22 El habla de los puertos *el-hadra el-marisiya* es otro ejemplo de jerga y, según Lévy (1992: 56), se caracteriza por un elevado número de hispanismos.
23 Asilem (1985) pone como ejemplo el decir *ṭbib*, literalmente 'el médico', para referirse a 'comer fuera de casa', por ser ésta una costumbre que no está bien

Pero entre la norma lingüística, impersonal por definición, y los lenguajes secretos, tan específicos de un grupo que son sólo accesibles a sus miembros, existe toda una serie intermedia de modos de adquirir identidad social mediante la lengua. Así, el cambio lingüístico es a menudo consecuencia de esta asociación lengua-identidad y, mientras que en casos de bilingüismo la tendencia es a imitar la lengua y los valores en alza, en comunidades monolingües se imita el sociolecto de prestigio, lo que contribuye a que los valores dominantes lo sigan siendo[24]. Halliday (1978: 160) lo explica afirmando que imitar la pronunciación o la gramática de un grupo es a la vez una toma de partido a favor de determinados papeles y actitudes sociales y un medio eficaz para crear estereotipos y reforzar los ya existentes.

La relación lengua-identidad se basa, pues, en un concepto clave: la variación, por la que la competencia lingüística se actualiza en distintas realizaciones; el hablante hace su elección entre las variantes lingüísticas que se le ofrecen como alternativa, configurando, en su conjunto, una nueva variedad, un *lecto (sociolecto* o *dialecto social)* que le servirá de signo de identidad fundamental.

Esta variación, según López Morales (1990: 112), depende de la complejidad social (relativa al número de funciones diferentes que en ella desempeñan los individuos) así como del espíritu que prime en la comunidad (conformista o individualista). Lo que está ocurriendo con el árabe marroquí últimamente es que los cambios se van originando en un subgrupo de la comunidad de habla en un momento en el que su identidad se encuentra debilitada por presiones internas y externas, como es el caso de la juventud, lo que Labov (1972: 110–111) denomina *change from below.* De este modo, en el apasionante proceso en el

---

vista en la educación tradicional, que distingue tan claramente lo privado (de un acto como la comida) de lo público, la calle.

24 A este respecto Gal (1978), en su estudio sobre una comunidad austríaca bilingüe, observó que el hecho de hablar húngaro empezó a ser asociado al campesinado y sus valores, mientras que el alemán se vinculaba con la clase trabajadora y representaba los valores de un nuevo estatus social. La mujer, que no quería asimilarse a los valores de la mujer campesina, provocó un cambio lingüístico al preferir hombres que hablaran en alemán, o sea, maridos obreros en lugar de campesinos. Es un caso muy elocuente de cambio lingüístico *(language shift)* provocado por esta asociación lengua-identidad.

que nos centramos, el cambio comienza como indicador de la pertenencia al grupo y lo hace desde la base; más tarde, sucesivas generaciones de hablantes del mismo subgrupo lo adoptan en la medida en que los valores del grupo original, que son en este caso la libertad, la igualdad y la democracia, son transmitidos de forma viral y asumidos por la comunidad de manera que el cambio lingüístico se va asentando.

El estudio de esta variación es tanto más significativo cuanto se trata de variedades como la marroquí, debido fundamentalmente a su carácter de lengua no codificada[25]. Además de no tratarse de una variedad estandarizada y, por tanto, de mostrar un grado elevado de variación, el paisaje lingüístico marroquí se caracteriza por el contacto de las lenguas autóctonas, el marroquí o el bereber, con el francés, con el inglés como lengua técnica y, en menor medida, con el español en la zona norte. La alternancia de códigos con estas lenguas brinda asimismo al hablante marroquí la posibilidad de situarse dentro del grupo, de definir o redefinir la relación de poder con su interlocutor o sus interlocutores y de mostrar solidaridad o distancia situándose simbólicamente en el centro o la periferia del grupo. En este sentido, un aspecto que da visibilidad al cambio sociolingüístico en Marruecos es el hecho de que esta alternancia de varias lenguas o variedades lingüísticas, que hace dos décadas era por lo general valorada negativamente, está pasando a ser considerada una destreza más al alcance del hablante bilingüe que amplía su abanico funcional. Veremos cómo su empleo en el aula, a menudo vetado, aumenta, sin embargo, la autoestima lingüística de los hablantes en contextos migratorios, en los que la identidad es un proceso de deconstrucción, creación y recreación por medio del cual el individuo se sitúa simbólicamente dentro de su grupo. La opacidad, la ambigüedad y la polivalencia de los referentes a las que hemos hecho alusión se viven con más intensidad en el caso de los migrantes en situación de vulnerabilidad y dependencia económica y social, por la percepción, tanto por parte del migrante como de la sociedad de acogida, como un *outsider*, un «otro» cuya referencia cultural última es a menudo concebida por el poder político y mediático como parte en conflicto y no en relación de armonía o complementariedad. En este grupo,

---

25 Heath (1989: 187) subraya el carácter esencialmente variable del marroquí desde el punto de vista sociolingüístico.

la presión por integrarse en la cultura de llegada sin desarraigarse de la cultura de partida, así como el sentirse juzgados en sus lealtades, les hace tener una mayor conciencia sobre la propia identidad que deriva en una mayor preocupación por limar lo que *a priori* puedan ser incompatibilidades entre los dos sistemas que su pertenencia múltiple puede acarrear.

En definitiva, nuestro interés radica en que, si hasta comienzos del siglo xxi el desprestigio de la lengua oral era en todo el mundo árabe una realidad, en las dos últimas décadas la comunidad sociolingüística se encuentra en un proceso caracterizado por cierto desplazamiento de la identidad vernácula asociada a la lengua oral, la *dāriŷa*, de la periferia al centro simbólico, aunque, como veremos, el prestigio sociolingüístico es todavía algo ambivalente, pues los hablantes perciben también la variedad hablada como uno de sus puntos débiles y sienten cierta inseguridad lingüística sobre todo por su carácter no codificado ni estandarizado.

2. La gama diglósica en Marruecos

2.1. Introducción

El árabe marroquí, como el resto de las variedades orales del árabe, se caracteriza por las propiedades citadas en el capítulo anterior, la no codificación y la situación de contacto con lenguas extranjeras, y sobre todo por la diglosia, un hecho clave, intrínseco, como decimos, a la situación lingüística del mundo árabe en general y a la marroquí en particular.

Aunque no nos detendremos en los orígenes de esta situación o en la aparición del término, por ser puntos que han sido sobradamente estudiados, sí hemos considerado pertinente hacer, como introducción, una alusión esquemática a sus rasgos más notorios.

Partamos de la definición del concepto. La diglosia es un estado de la comunidad lingüística en que dos variedades de la misma lengua conviven con funciones definidas para cada variedad. La variedad lingüística marroquí (como el resto de los dialectos árabes) es lo que Ferguson ya en 1959 denominó *low variety* o variedad baja respecto al árabe clásico, que sería la *high variety* o variedad de prestigio. El autor, en su célebre artículo «Diglossia» (1959a), hizo una enumeración esquemática de las diferencias formales y funcionales entre ambas variedades, en la que nos hemos basado para, añadiendo otras, configurar la situación en el caso concreto de Marruecos.

Lo que diferenciaba básicamente ambos polos de lo que consideramos, cada día más, un *continuum*, es decir, una gama de variedades que fluctúan entre ambos polos, es su reparto de funciones; así, si la función comunicativa del marroquí en este caso comprendía hasta hace bien poco casi exclusivamente la esfera de la conversación cotidiana, su contexto de uso era el doméstico empleado en las charlas familiares, con los amigos, en la calle y en el zoco; el árabe clásico era y es el lenguaje de la erudición y la liturgia, la variedad utilizada en los medios de comunicación, raramente empleada en la conversación cotidiana. Sin embargo, estos no son más que los dos extremos de la gama[26]. Aunque no olvidemos que autores, como Badawi ya en 1973, hacían referencia a toda una serie de estadios intermedios[27]. Youssi (1983–1984: 77) los limita a tres: los dos polos a los que se refiere Ferguson y una variedad intermedia, el árabe medio; los hablantes cuya competencia lingüística abarque los tres estadios serán triglóticos. Heliel (1988: 33) alude en estos términos a esta variedad intermedia:

> A third variety was recognized and referred to as 'simplified fuṣḥà' (al-fuṣḥà al-mujaffafa), 'the third language', the middle language, the 'clear fuṣḥà' (al-fuṣḥà al-mušriqa) or ironically the 'bisexual' one (Al-Hakim, Antun 1913).

Zughoul (1980) hace referencia al árabe culto como estadio intermedio que, en su opinión, difiere del clásico en su léxico, en su fonología y en su morfosintaxis, más simples que las de éste. El «árabe culto» es, para el autor, la variedad empleada por arabófonos cultivados de distintos países y reúne las siguientes características: mantiene el orden sintáctico sujeto+verbo+objeto, prescinde de la marca de caso y del dual, su léxico (más reducido y más abierto a préstamos del exterior) recurre al árabe clásico, aunque raramente a arcaísmos, y su fonología mantiene las vocales de éste, pero sufre cambios en algunas consonantes respecto al árabe moderno, la variedad empleada por los medios de comunicación.

Para otros autores el repertorio está compuesto por tres fases: acrolecto, interlecto y basilecto. El dominio que tenga el hablante de las distintas gamas de este *continuum* es lo que, para Rotaetxe (1988: 71), forma su abanico verbal, más rico cuantas más gamas abarque.

---

26   Al hablar de la diglosia árabe empleamos términos como *gama* o *continuum* porque nos referimos siempre a la idea de gradualidad implícita en la propia raíz árabe *dāraŷa* para designar a las lenguas orales, vernáculas o dialectos.

27   Estos estadios son: *fuṣḥà al-turāṯ*, que es el árabe de los pasajes coránicos descrito por los antiguos gramáticos; *fuṣḥà al-naṯr*, el árabe escrito en cualquier área de conocimiento excepto en la religión; `ammiyat al-mutaqqafīn*, el que habla la gente culta en temas no cotidianos;`ammiyat al-mutanawirīn*, el hablado por personas alfabetizadas en la conversación cotidiana, y, por último, `ammiyat al-ummiyyīn*, que es el árabe empleado por quienes no han podido acceder a la educación.

Recientemente, el reforzamiento de la *dāriŷa* marroquí gracias a su empleo en los medios de comunicación está favoreciendo la aproximación entre el basilecto y el acrolecto con la emergencia del mencionado registro intermedio, el árabe marroquí moderno, árabe marroquí culto, formal o estándar. Este interlecto es el que se encuentra situado entre el registro de la interacción cotidiana y el más elevado, el árabe medio, empleado verbalmente entre personas cultivadas procedentes de distintos países del mundo árabe.

2.2. El árabe marroquí, la nueva oralidad en la era digital

Como veremos, tanto el registro como el contexto y las funciones son aspectos que han cambiado sustancialmente, pues la *dāriŷa* marroquí es cada vez más utilizada en los medios de comunicación clásicos (radio, prensa y televisión) y en el registro escrito en los nuevos medios tecnológicos: redes sociales, foros y chat de Internet y mensajería móvil (SMS, Whatsapp, etc.). El árabe clásico, por su parte, está ganando terreno en el registro oral sobre todo con la emergencia de variedades intermedias más cercanas a la oralidad y con el fortalecimiento del mencionado árabe marroquí culto, cuidado o formal que acerca lo que eran dos polos para transformar la situación diglósica en una gama elástica.

Frente al carácter oral del árabe marroquí, lengua materna, es decir, la que se oye en el seno de la familia desde la infancia, el árabe clásico es una lengua adquirida, es la lengua de la escritura por excelencia, empleada, por lo tanto, por la gente que sabe leer y escribir. Esto lo erige en variante de prestigio y en constante referencia de corrección y propiedad. Por este motivo, el «dialecto» ha venido siendo considerado por sus propios hablantes como algo funcional pero sin belleza ni riqueza expresiva. El árabe clásico, por el contrario, ha sido comúnmente percibido como una lengua esencialmente bella, rica, apropiada para la expresión de lo sublime, con una enorme capacidad retórica, por ser la lengua de la literatura, la religión y la cultura, reflejo y vestigio de su historia.

Pero no sólo el tema y el contexto determinan la elección de una u otra variedad. El interlocutor es, asimismo, un criterio selectivo preferente, pues el árabe medio sirve para la comunicación entre árabes de distinta procedencia, mientras el marroquí y sus subdialectos se emplean casi exclusivamente entre paisanos.

El árabe marroquí, como cualquier «variedad baja» de un *continuum* diglósico, por su carácter preponderante, aunque ya no exclusivamente, oral, es, además, más inestable que la «variedad elevada». Mientras la escritura tiende a fijar estructuras y a regularizar su funcionamiento, la oralidad permite, de un modo más laxo, el cambio lingüístico, puesto que da por válidas muchas formas en principio «heterodoxas» que, más tarde, el uso por el grupo de prestigio pasará o no a acuñar. Este aspecto dota al árabe marroquí y a otras variedades análogas de una enorme flexibilidad, así como de una considerable inestabilidad.

Además, la inexistencia hasta el momento de organismos oficiales rectores y correctores del cambio lingüístico (como son las academias de la lengua) fomenta otro de los rasgos que caracterizan la variedad baja de un binomio diglósico: su «porosidad», que la hace más permeable a elementos exógenos y que determina su carácter mixto. Esto quiere decir que, a menudo, la lengua hace frente a la aparición de un nuevo concepto o una nueva connotación referida a un concepto preexistente, recurriendo, para darle forma, a fuentes exógenas en lugar de relexificar vocablos existentes en su propio sustrato.

Puesto que, a pesar de ser simplificadoras –o quizá por ello–, las dicotomías proporcionan claridad expositiva, vamos a partir de la polaridad constituida por los dos extremos que configuran todo *continuum* diglósico, el oral y el escrito, viendo las características generales de estas lenguas, la relación que en ellas existe entre emisor y receptor, la naturaleza de la relación entre lengua y realidad, la importancia del elemento sociolingüístico, su permeabilidad o su grado de dependencia contextual, así como todos los rasgos lingüísticos que dichas características implicaban y los cambios que en todos estos ámbitos ha acarreado la era digital.

2.2.1. Las características generales

El árabe marroquí, al no estar aún estandarizado ni codificado –aunque últimamente están surgiendo, como veremos, muchas fuerzas de convergencia–, implica un grado de corrección no mensurable.

Por otra parte, aunque recientemente se están configurando estadios intermedios como el árabe marroquí culto al que hemos hecho referencia, su grado de complejidad sintáctica es mucho menor que el del registro escrito.

Como ocurre con el registro oral de cualquier lengua, el árabe marroquí se caracteriza por la variedad de soportes, y de hecho ha cobrado centralidad, en parte, precisamente gracias a los medios de comunicación tecnológicos vía Internet y a la televisión.

La fragmentación es otro de los rasgos que caracteriza al registro oral coloquial marroquí. Sin embargo, ciertas medidas de política lingüística implícita (como es el caso del doblaje de series televisivas al árabe marroquí) tienden a paliar tal dispersión.

2.2.2. La naturaleza de la relación emisor-receptor

En los registros orales en general y en el árabe marroquí como lengua de la cotidianidad en particular, el subjetivismo es amplio y el grado de implicación también, pues el yo, el aquí y el ahora son los núcleos de deixis. Como afirma Holly (1994: 354), «orality deals with the human factor», es decir, la oralidad refleja preponderantemente historias de interés humano. La interacción cara a cara, uno de los contextos más habituales del lenguaje oral, implica la presencia física simultánea de los hablantes y la relación es dialógica frente al monologismo del registro escrito. El centro de tal tipo de comunicación es dinámico y pendula del yo al tú, a diferencia de la unidireccionalidad del discurso escrito del árabe clásico. El receptor, a diferencia del anónimo lector (receptor del lenguaje escrito), es activo en cuanto determina lo que se dirá más adelante y, a su vez, es dinámico, pues en la siguiente intervención, se convertirá en emisor. Además, la comunicación verbal implicaba, hasta hace bien poco, un auditorio conocido, activo, concreto y puntual, frente al lenguaje escrito, en el que el auditorio era múltiple, anónimo y pasivo desde el punto de vista interactivo.

Sin embargo, en los nuevos medios de comunicación vía Internet, la audiencia y el hablante pueden ser anónimos y la comunicación no tiene por qué producirse en directo, sino que puede hacerse en diferido. Así, la eclosión tecnológica en Marruecos, como en el resto del mundo, ha favorecido el nacimiento y auge de una nueva oralidad, la del cibertexto[28], un registro que se sitúa a medio camino entre la oralidad y la escritura. Se trata, como sabemos, de mensajes que se transmiten en un soporte escrito pero que poseen el carácter fragmentario, espontáneo, inmediato, creativo y laxo propio de la oralidad. Este nuevo registro sigue la pauta de la economía lingüística que da pie a una nueva sintaxis y una nueva ortografía[29], impuesta, sobre todo, por los nuevos medios de comunicación en tiempo real. Esta nueva sintaxis es a menudo inconclusa y la pauta de corrección gramatical se torna difusa, ya que su soporte es el escrito, pero regido, insistimos, por las normas de la oralidad: la economía lingüística, la coloquialidad, la informalidad y el carácter interactivo, pues, a pesar de ser escrito, implica la cooperación de los participantes para la construcción del significado, y la estructura y contenidos del mensaje oral se van modificando conforme fluye la comunicación. Por eso abundan en este registro expresiones que expresan atención, comprensión, empatía y asentimiento denominadas *marcadores fáticos* o *de contacto* para dar muestras de atención[30], pues en las

---

28 Otros autores como Peñas y Carrasco (2007: 939) lo denominan *registro escrito espontáneo*.
29 Aunque finalmente nos hemos decantado por una transcripción simplificada en grafía latina que facilite la lectura a aquellos que no dominen la lengua árabe, en un principio estuvimos tentados de emplear la transcripción más habitual en los medios de comunicación de soporte tecnológico, el también llamado *e-dāriŷa* (Caubet 2007), que se caracteriza por el empleo de cifras y letras que sustituyen las consonantes que no existen en el repertorio fonológico de las lenguas latinas. Los grafemas empleados mayoritariamente son los siguientes: ain->3, ha->7, ja->kh, qaf->9, yim->j, gain->gh. La difusión de este sistema de transcripción es atribuible, como estamos viendo, a la proliferación de la mensajería móvil y a la comunicación vía Internet, y es empleado en publicaciones como la revista *TelQuel*.
30 Expresiones como «(te/le) entiendo» فهمتك ، فهمت, «¿sí?», «¿de verdad?» *d b e-ṣṣaḥ?* هكذا, «ahá», «ya», «sí» *e, ahah, iyyeh, na'am* نعم, «¿qué le/te parece?»

lenguas orales es fundamental expresar que se ha entendido y percibir que nuestro interlocutor ha comprendido la intervención. El empleo de marcadores propios del árabe escrito que hemos reproducido en grafía árabe contribuye a la emergencia del árabe marroquí culto o árabe marroquí formal, caracterizado por una cierta mezcla entre el árabe clásico y la *dāriŷa*, y empleado y difundido sobre todo en los programas culturales de televisión. Caracteriza asimismo a este registro el profuso empleo de muletillas o expletivos para ganar tiempo, como «esto…, cómo se dice…» *smit(h)a*, «qué te iba a decir», «qué te voy a contar» *eš maši n-qol l-ek*[31], «lo diré» *smit-ha, eš ka y-'ayet-o l-a*, «sí», «uhum», «ajá» *e, iyyeh, aḥaḥ* o «esto, lo otro y lo de más allá» *keda w keda w keda*[32].

2.2.3. La naturaleza de la relación lengua-realidad

El nivel de espontaneidad del árabe marroquí, como el de cualquier registro en principio oral, es grande, pues el grado de sincronía con la realidad se caracteriza por su transitoriedad o desvanecimiento rápido. Esta espontaneidad hace que el discurso oral, ya sea diálogo cara cara o cibertexto, tenga un aspecto inacabado y que en él proliferen, como hemos dicho, anacolutos y muletillas. No obstante, esto también está cambiando con la revolución tecnológica, a partir de la cual la comunicación en árabe marroquí puede ser asíncrona, como de hecho ocurre en los nuevos medios de comunicación vía Internet.

---

eš dhar l-ek؟ ما رأيك, «ya sabe/s» *nta ka t-'aref*, «qué le/te iba a decir» *eš maši n-qoll-ek*, «y bien» *iwa*, «ya ve/s» *nta ka t- šof;* para pedir retroalimentación: «¿(me) entiende/s?» فهمت؟ (ني), «¿no?» *mši hakdak?*, أليس كذلك؟, «¿sabe/s qué?» *'arafti (šenno)?,* o para expresar empatía o acuerdo: «claro, de acuerdo» *wajja*, «ya, qué me va/s a contar» *'araf-t(h)a*, «por supuesto», *Allah y-we'di* طبعا, «necesariamente» *la budd* ضروري, «así es», «perfecto», «perfectamente» تماما, «tiene/s razón» *'aynd-ek el-ḥaq* معك الحق, «claro», «eso es», «tal cual» *hakdak* هي هي, «y tanto», «y que lo diga/s», «vaya si es así» *wallahila*, «no se hable más» *safi*, «qué duda cabe» *kayna, mia f el-mía*, «sin duda (alguna)», «eso es» *safi, hakkak* o «Dios nos libre» *ma ša Allah*.

31 En los fragmentos que hemos reproducido de árabe marroquí hemos transcrito el apoyo vocálico o *shewa* como una /e/.

32 Para más información sobre marcadores retóricos en árabe marroquí formal consúltese Herrero (2016a).

Antes de la eclosión tecnológica, la función identificativa que situaba a los hablantes –entre los que existía contacto visual y auditivo– era más importante en el registro oral que en el escrito, en el que se limitaba a recursos que creaban la ilusión de interacción como el *nosotros* inclusivo o las alusiones explícitas al lector. En la interacción cara a cara la negociación de la identidad, del espacio simbólico de los hablantes, era un eje vertebrador y dinámico de la conversación; sin embargo, el oyente-lector del cibertexto es o puede ser, como decimos, anónimo. Asimismo, si en la interacción cara a cara el flujo comunicativo era lineal, ahora, dada la capilaridad de la Red, es radial y su capacidad de transmisión, exponencial, viral.

2.2.4. La importancia del elemento sociolingüístico

La vinculación entre la lengua y la sociedad es muy fuerte en todas las lenguas orales y se observa claramente su devenir paralelo en el registro oral, mientras que en el escrito sufren un cierto desfase, el que las instituciones de todo tipo imponen. Así, mientras un cambio social se refleja en un cambio lingüístico casi instantáneo en el lenguaje oral, para que dicho cambio pase a formar parte del sistema escrito debe no sólo pasar el tiempo, sino la criba de instituciones como las academias de la lengua. Por ello en el registro oral se reflejan más nítidamente las diferencias diatópicas, diastráticas y diafásicas (según el lugar, el estrato y el contexto respectivamente) entre el emisor y el receptor. No obstante, este aspecto también está cambiando, pues las variedades orales están siendo objeto de una convergencia y estandarización implícitas, tal y como veremos en la segunda parte.

2.2.5. La flexibilidad

Así pues, el árabe marroquí es fundamentalmente una lengua caracterizada por su oralidad, no escrita y no normativizada[33], pues aún carece

---

33   La normativización de una lengua consiste, como afirma Rotaetxe, en «la codificación y aceptación por parte de la comunidad de usuarios de un sistema formal de normas que definen su uso correcto» (1988: 26).

de instituciones encargadas de guiar su evolución, lo que explica por qué, como el resto de las lenguas vernáculas árabes, es más inestable, muestra mayor índice de variación sociolingüística que la lengua escrita y tiene mayor creatividad léxica. Los antilenguajes, el lenguaje juvenil o el cibertexto son los más claros exponentes de ello. La corrección en árabe marroquí es, pues, como otras variedades similares, más policéntrica, dado que sus normas presentan un mayor índice de fluctuación que las del registro escrito, el árabe clásico, y tal inestabilidad de las pautas ocasiona cierta vacilación, fruto de la inseguridad lingüística en los hablantes.

No obstante, esta baja autoestima lingüística es otro factor que se está mitigando considerablemente, como veremos, en las dos últimas décadas debido al prestigio ascendente del árabe hablado. Ya en 1991 Grandguillaume (1991: 53–54) reivindicaba la fuerza del árabe hablado, que estriba en su permeabilidad, su flexibilidad, su espontaneidad y su potencia creativa, que el autor aglutina bajo el hiperónimo *libertad,* y habla de «oralité et liberté» en un intento de legitimar y prestigiar las variedades orales del árabe, pues la oralidad, afirmaba, había sido injustamente considerada por los puristas como una tara y una señal de atraso. Además sostenía que, a diferencia del árabe clásico o moderno y del francés, los dialectos son la verdadera lengua materna, la lengua fuente de la auténtica creatividad, mediante la cual el hablante estructura su personalidad.

2.2.6. El índice de permeabilidad

Estas variedades orales son, asimismo, más permeables que las escritas a influencias de otras lenguas. Esta influencia es palpable tanto en el sistema, en forma de préstamos léxicos, como en sus realizaciones, en forma de alternancias de código o combinaciones de dos lenguas en una misma intervención. Así, en marroquí es patente la influencia de lenguas como el inglés, que, como en el resto del mundo, copa el registro técnico con neologismos anglosajones comunes –con algunos retoques– a muchas lenguas; el francés, cuya influencia es todavía notable y, en menor medida, el español.

Si observamos lo que ocurre en la zona del antiguo Protectorado francés, vemos, como afirman de Ruiter y Ziamari (2014: 150), que el francés está padeciendo un claro retroceso en las últimas décadas a pesar de seguir siendo la lengua de la educación privada y la preferida por las élites marroquíes, utilizada en paralelo al árabe marroquí sobre todo en ambientes urbanos, dando lugar a códigos mixtos *('aransiya* o *francarabe)*. La influencia que aún ostenta el francés, asentado como lengua administrativa, se debe sobre todo a una política cultural, la francesa, muy centrada, como es bien sabido, en el apoyo a la lengua a través de los centros culturales y a la edición de obras en francés. De hecho, son ya bastantes los escritores marroquíes que escriben en esta lengua[34] y que disfrutan de un amplio reconocimiento, como es el caso de galardonados con el Premio Goncourt como Tahar Ben Jelloun en 1987, Abdellatif Laabi en 2009, Fouad Laroui en 2013 o Leïla Slimani en 2016, la escritora y articulista del semanario marroquí *TelQuel*, que, como iremos viendo, tanto está teniendo que ver con esta *Primavera de la dāriȳa*. El francés está, sin embargo, muy presente en las alternancias de código en Marruecos, mientras que el español o cualquier otra lengua de acogida de inmigrantes lo está en la diáspora.

En la zona norte –el antiguo Protectorado español–, la influencia francesa no es tan intensa, pero está ganando terreno gracias a la acción de los medios de comunicación, no sólo de la televisión, sino también de las emisoras de radio como, por poner un ejemplo, la ampliamente seguida Medi1 Radio (Radio Méditerranée Internationale). A estos factores se une la influencia cada vez mayor del árabe del sur, que se está produciendo a todos los niveles como consecuencia de la centralización político-administrativa y el auge cultural y económico de ciudades

---

[34] Resulta interesante comprobar como la literatura magrebí y en particular la marroquí han alcanzado la cima de su producción literaria en lengua francesa, y el claro contraste con el destino que ha conocido la literatura marroquí en árabe clásico, que apenas cuenta con lectores en el propio país y suele ser la gran olvidada en el panorama literario árabe, con escaso eco de crítica y prácticamente nulo seguimiento por parte del público medio oriental. La razón de este fracaso es, como nos recuerda Laroui (2011: 115), el uso de una lengua alejada de la realidad cotidiana, a pesar de que, tanto la historia y el tejido social, como las convulsiones vividas por Marruecos durante el siglo xx, invitaban a imaginar «une énorme littérature marocaine *in potentia,* mais qui n'a jamais vu le jour».

como Casablanca y Rabat. En el área norteña, la influencia que históricamente resultaba más patente es la hispánica. De hecho, Ben 'Azzuz (1950) en su ya clásica recopilación de hispanismos reúne hasta 1500 voces de origen hispánico. Esta aportación ha sido introducida en esta variedad lingüística en varias fases a través de los seculares contactos que, por causas geográficas, comerciales e históricas se han ido produciendo entre España y Marruecos[35].

Así, mientras los berberófonos son mayoritariamente bilingües en *dāriya,* el bilingüismo con el francés (en la zona sur) y el español (en la zona norte) que actualmente existe en Marruecos es muy heterogéneo. En el caso del norte, el bilingüismo con el español es un fenómeno intermitente en algunos casos, parcial y casi exclusivamente semasiológico, es decir, hay muchos hablantes que tienen un conocimiento pasivo del español y lo entienden pero no lo hablan. La intermitencia depende de las familias, de su contacto con España, de las personas e incluso, como pasaba antes del *boom* de las antenas parabólicas, de variables tan aleatorias como las zonas en las que se captaba bien la televisión española. El bilingüismo con el francés en la zona del antiguo Protectorado depende sobre todo del nivel de instrucción directamente ligado al estatus socioeconómico que tiene el hablante o que quiera aparentar.

El árabe marroquí tiende, pues, a enriquecerse y adaptarse a los tiempos recurriendo, además de al registro escrito del árabe moderno, a aportaciones exógenas como fuentes lexificadoras.

2.2.7. El índice de dependencia contextual

Además de esta porosidad, el árabe marroquí posee, como cualquier registro[36] oral, mayor índice de ambigüedad debido a una menor precisión léxica, al carácter frecuentemente inconcluso de los enunciados y

---

35 Para más información sobre los hispanismos en árabe marroquí del norte consúltese Herrero (2010a).

36 Además de como *registro,* podemos aludir al marroquí, como a cualquier variedad análoga, como una lengua, en tanto que sistema lingüístico compartido por los miembros de una comunidad lingüística, que tiene distintas realizaciones (variedades diastráticas y diafásicas) y que puede ser, asimismo, denominado *dialecto* si tomamos como criterios definitorios su prestigio y ámbito de empleo restringidos o su carácter de lengua no estandarizada.

a un mayor grado de implicatura que su equivalente escrito. Todo ello confiere una enorme importancia al apoyo contextual[37], que ayuda a desentrañar lo que no está explícito, pues, como decimos, el lenguaje oral es, en sí, más ambiguo que el escrito, su léxico es más difuso y las posibilidades de interpretación sin el apoyo contextual son casi infinitas. El contexto compuesto por el elemento paralingüístico (tono, timbre, entonación) y el apoyo extraverbal (códigos quinésico, proxémico y gestual) es por ello la ayuda más eficaz para contrarrestar la ambigüedad de los enunciados, generalmente más polivalentes, incompletos e implícitos que en el lenguaje escrito. Tan es así que el grado de adecuación al contexto es el principal parámetro de aceptabilidad en el lenguaje oral, mientras que en el caso del lenguaje escrito lo son la corrección gramatical, la coherencia interna de cada unidad (párrafo, parágrafo o capítulo) y la cohesión entre dichas unidades.

El índice de predictibilidad del discurso oral es por ello mayor que el del escrito en tanto que, al conocer la situación contextual en la que se produce, se puede, por analogía, deducir el texto. Pero, a la vez, es más imprevisible, pues, como decimos, está sujeto a muchos factores de variación[38].

2.2.8. La repetición

La repetición funciona así, en las lenguas orales, como elemento cohesivo, y el mayor índice de redundancia suple el carácter inconcluso de algunos enunciados, el menor número de conectores, la abundancia de anacolutos o lapsos de morfosintaxis o concordancia o la simplicidad

---

37 Factores integrantes del contexto son los referidos a los participantes, la relación entre los mismos, así como los mensajes emitidos por otros canales extra y paralingüísticos que acompañan al lenguaje articulado y que son coadyuvantes para su emisión y decisivos para su interpretación.

38 Brown y Yule (1983: 38) opinan que los elementos que completan la información son: el tema, el emisor, el receptor, las relaciones entre ambos, el canal, el código, y añaden lo que denominan *setting*, que no es más que la situación que abarca factores como la postura de los participantes, el lenguaje gestual, el lugar en el que se produce la interacción o la forma del mensaje (como pueda ser: sermón, cuento, receta o carta de amor).

de la sintaxis caracterizada por un predominio claro de la yuxtaposición frente a la subordinación.

Johnstone (1991) añade, además de la citada tendencia a la parataxis y a la yuxtaposición, una característica adicional que la autora considera significativa en el caso del árabe, totalmente aplicable, como veremos, a la variedad lingüística marroquí. Se trata del carácter formulaico (*versus* discurso espontáneo), que se hace aún más evidente en su registro oral. Este discurso repetido o paremiológico está constituido por refranes, dichos, frases hechas y sobre todo por jaculatorias. Estas fórmulas de invocación a Dios tienen un enorme rendimiento funcional en todas las variedades del árabe, que va desde mostrar acuerdo, desacuerdo o sorpresa a legitimar el discurso o reflejar la actitud del hablante, como vemos en las siguientes expresiones:«¡pero por favor!» *Allah y-jall-ik* -, «por supuesto» *Allah yaweddi,* «y tanto», «y que lo diga/s», «¡vaya si es así!» *wallahila* o «¡por fin!» *Allah, 'ala Allah,* «ojalá» *n-ṭlob-o lillah* o *in ša Allah* o «por desgracia», «Dios no lo quiera» *mā šā Allah*, entre tantas otras[39].

2.2.9. *Las tendencias que rigen la elección lingüística*

Además de todas estas características, el carácter oral de la variedad que analizamos implica una serie de inercias de funcionamiento interno, que son la tendencia a la concisión, a la expresividad y a la economía para evitar la ambigüedad, es decir, a priorizar lo relevante y a economizar tiempo y esfuerzo.

Para ser más precisos, el discurso oral se vale de toda una serie de mecanismos fonológicos y morfosintácticos para evitar el ruido, entendiendo por *ruido* todo tipo de interferencias que dificultan la comprensión completa del mensaje, en una lengua que, ante todo, ha de ser y es directa y clara, y que recurre a una serie de procedimientos que definen, restringiendo dentro del campo de lo que potencialmente podría decirse, lo que quiere decir el hablante en cada acontecimiento lingüístico concreto.

---

39   Para más información sobre las funciones pragmáticas de la jaculatoria en árabe marroquí consúltese Herrero (1994).

La redundancia es uno de los mecanismos fundamentales para evitar la ambigüedad y contrarrestar el ruido. En la búsqueda de la expresividad y el énfasis, la lengua se vale, asimismo, de toda una serie de estrategias de orden fonológico y morfosintáctico[40].

Además de estas tendencias a la concisión y al énfasis, en las variedades orales como la que estudiamos se observa, como decimos, una clara tendencia a la economía. Es decir, la lengua hablada ha de ser eficiente, además de clara, concisa y expresiva. Pues si el objetivo que se persigue con el lenguaje es siempre que sea bien interpretado por la persona o personas a quienes va dirigido, el lenguaje oral tiene, además, como microobjetivo comunicar eficazmente con el menor coste, a diferencia del lenguaje escrito, que en ocasiones da prioridad a la elocuencia y a la belleza retórica. La eficacia de una lengua oral es, pues, directamente proporcional a su capacidad de comunicar con el mínimo esfuerzo y con el menor «coste» mental y físico.

---

[40] Para mayor información sobre los mecanismos de concisión, expresividad y economía lingüística en árabe marroquí consúltese Herrero (2013a: 122–146).

3. La política lingüística marroquí en diacronía

3.1. Introducción

En el capítulo anterior hemos visto la porosidad, y la flexibilidad que caracterizan al árabe marroquí, que hacen que los cambios se sucedan con celeridad. Ahora bien, para que dichas variaciones se consoliden, tengan continuidad y se conviertan en norma, deben implantarse con una planificación lingüística eficaz.

Atendiendo a una definición amplia, según Cooper (1989: 35) la expresión *planificación lingüística*[41] se centra en el peso que tienen las motivaciones de carácter político a la hora de abordar problemas lingüísticos. Dicha planificación puede arrancar en cualquier momento y desde cualquier ámbito, aunque tiene más probabilidades de alcanzar sus fines si lo hace desde el poder y/o los grupos de prestigio que lo representan o, en su defecto, desde las clases emergentes que aspiran a compartir dicho poder. Es decir, la planificación lingüística triunfa cuando se convierte en política lingüística[42].

Comencemos nuestro recorrido diacrónico viendo cuál ha sido la política lingüística marroquí antes y después del periodo de dominación colonial.

3.2. La política lingüística en época del Protectorado

El Protectorado franco-español en Marruecos (1912–1956) supuso, lingüísticamente hablando, la incorporación del francés y del español al panorama multilingüe previo, configurado por el árabe clásico, la

---

41 Cooper (1989: 30–31) recopila hasta doce posibles definiciones del término.
42 Para más información sobre la política lingüística en los países árabes consúltese Fassi Fehri (2013).

dāriŷa y el bereber. La política lingüística llevada a cabo por Francia siguió un único guión, consistente en el lema clásico «divide y vencerás» (Zouhir 2007: 142), dando forma legal a la persecución y exclusión del árabe y de los valores islámicos del sistema educativo y legal, e intentando separar las comunidades árabes y bereberes mediante el llamado *Ḏahīr al-barbari* del año 1930. Tal Decreto Bereber buscaba la autonomía jurídica del componente bereber de la sociedad marroquí respecto al árabe y fue promovido por la potencia colonial con el fin claro de conseguir un mayor control sobre el país. Paradójicamente, esta política sirvió para unir al pueblo marroquí en contra del colonialismo y para despertar la conciencia nacionalista.

Por lo que respecta al Protectorado español, siguió análoga política de exclusión del árabe en la enseñanza, aunque sus consecuencias en la etapa posterior fueron de menor alcance sobre el conjunto del Marruecos independiente debido al menor peso demográfico, económico y político de la zona norte, en especial durante el reinado de Hassan II[43].

Las políticas y planificaciones lingüísticas en el mundo árabe le deben mucho al proceso de descolonización que tuvo lugar a mediados del siglo pasado, pues se trata de subdisciplinas del ámbito de la sociolingüística que crecieron gracias a la creación de los nuevos Estados nacionales. Estas políticas lingüísticas expresan pues muy frecuentemente opciones de carácter ideológico, cultural e incluso de civilización en el mundo árabe en general y en Marruecos en particular, como en tantos Estados constituidos tras el proceso de descolonización. En dichas planificaciones pesaron en demasía las lecturas ideológicas a la hora de articular legalmente el estatus de las lenguas en cuestión, y las variedades vernáculas salieron perjudicadas al carecer de estatus oficial, por una parte, y al ser apartadas de las diferentes políticas lingüísticas desarrolladas por el Estado y en especial de la enseñanza, por la otra.

Se había plantado así el germen de los diferentes conflictos lingüísticos y procesos de carácter reivindicativo centrados en los derechos lingüísticos, que fueron percibidos y tratados como amenazas a

---

43   Esta política de marginación de la zona norte está siendo corregida desde la llegada al trono del actual monarca, Mohamed VI.

la identidad e incluso a la integridad nacional, germen que parece estar fructificando últimamente. Veamos cómo.

3.3. La política lingüística en la etapa postcolonial y las causas de su fracaso

Tras la independencia (1956), parte de la política lingüística marroquí no fue más que un intento por corregir los daños del colonialismo. Se buscaba la unión allí donde se había sembrado división mediante la colocación de la lengua árabe, con toda su carga simbólica, en el centro de la vida cultural, educativa y administrativa del país. Se procedía así al desarrollo de una política de arabización en todos esos campos y de forma especial en el de la enseñanza, pues en el ámbito religioso la lengua árabe, por ser la lengua de la revelación, nunca había perdido su centralidad ni su carácter sagrado.

Dichas políticas de arabización fracasaron, entre otras razones, por no haber dado cuenta de la realidad multilingüe del país, así como por el hecho de haber sido concebidas desde arriba y sin tener en cuenta ni coincidir con la voluntad de la sociedad. Pero, por encima de todo, el defecto de dichas políticas se debió al desajuste entre sus objetivos y las estrategias y los medios desplegados para su realización. Así, la consiguiente invisibilidad oficial de la *dāriŷa* y del bereber, las lenguas maternas de la comunidad lingüística, dará lugar en las dos últimas décadas, como sabemos, a movimientos partidarios de un mayor reconocimiento y reforzamiento, e incluso de su reivindicación como lenguas oficiales. Como vemos, la pluralidad cultural y lingüística del mundo árabe en general, y del espacio político, geográfico e histórico objeto del presente estudio, Marruecos, había caído en el olvido por parte de los discursos oficiales y de las políticas educativas desarrolladas por los Estados tras las luchas por la liberación nacional. Estas luchas nacionales estuvieron fuertemente impregnadas por lo que Arkoun (2007) denomina «discursos ideológicos de combate», amparados en la lengua como uno de los principales campos de batalla contra el colonialismo con una política lingüística caracterizada por la glotofagia[44]. En palabras del citado autor (1996: 85), la lengua árabe se convirtió, pues, junto con la religión islámica, en el gran argumento del discurso anticolonial, tanto para alcanzar las independencias como para la posterior construcción nacional.

Como resultado se produjo, como decimos, una cierta arabización de la sociedad a través de la política lingüística del Estado. Dicha arabización facilitó a su vez, como sostiene Rodríguez del Pozo (2015), un suerte de sinergia con las distintas corrientes de islamización surgidas de ideologías de oposición hacia esos mismos Estados, con una fuerte implantación entre las clases humildes. Así, el uso del árabe clásico (la variedad eminentemente escrita o *fuṣḥà*) en la vida cotidiana más allá de su ámbito funcional habitual, en los medios de comunicación, en la enseñanza y en parte del discurso religioso intra y extramuros de las mezquitas, se debió, entre otras causas, al auge de los movimientos islamistas a partir de la década de los setenta. Por poner ejemplos concretos, el saludo ritual *as-salamu ʿalay-kum*, apenas empleado hasta entonces por mujeres, poco dadas por lo general –como ya planteamos (Herrero 1996: 129)[45]– a recurrir a la variante de prestigio (el árabe clásico), pasó a ser utilizado.

Otra de las razones de la sacralización de la *fuṣḥà* y la minusvaloración de la *dāriya* estribaba, además de en los ya citados, en el hecho de que el sistema educativo posterior a la independencia consagraba los colegios no sólo como ámbitos de instrucción y socialización, sino también como espacios en los que se llevaba a cabo una cierta representación de la nación. En esta representación caían en el olvido las realidades lingüísticas, antropológicas, culturales e históricas que las nuevas élites habían colocado al margen de lo pensable, pues su reivindicación, cuando no su mera mención, era percibida como muestra clara de deslealtad al proyecto de construcción nacional.

Como vemos, muchas son las corrientes ideológicas que han configurado las políticas lingüísticas magrebíes, pero las dos principales

---

44   En términos de Calvet (1981).
45   El libro titulado *El árabe marroquí. Aproximación sociolingüística* se encuentra también disponible en versión digital revisada, tal y como consta en la bibliografía (Herrero: 2013a).

según Laroussi (2003) son el nacionalismo árabe o panarabismo[46] (naserismo y baazismo) y el islamismo político, con su dispar influencia en la vida social y política de cada uno de los Estados del Magreb. El objetivo último de la política y planificación lingüísticas[47] ha consistido, pues, hasta hace bien poco, en reducir a nivel oficial el plurilingüismo a una sola lengua legítima, el árabe. Además de los ya citados argumentos de carácter político, esta legitimidad fue construida sobre argumentos de carácter religioso e histórico que conectaban a la comunidad lingüística con un pasado glorioso en el que el mundo árabe no sufría las vicisitudes de la historia, sino que era su auténtico protagonista cultural y político, pues desde el siglo VIII al XIII el mundo civilizado hablaba árabe, vehículo del saber y *lingua franca* de la época. Sobre este relato (no necesariamente del todo alejado de la verdad) se construyó la ecuación identidad, una sola lengua, una sola nación, un solo Estado, heredada de la principal potencia colonial[48]. Las élites locales, formadas en su mayoría por las potencias coloniales, en especial Francia, seguían haciendo uso del francés en diferentes ámbitos educativos, administrativos y de comunicación recurriendo a un bilingüismo –nada vergonzante, por cierto– a menudo hasta militante, en sus relaciones sociales y privadas. Mientras, dichas élites apoyaban una escolarización masiva en lengua árabe pero, paradójicamente, sin dotar dicha iniciativa de los medios suficientes para el éxito académico y social[49].

Las clases populares se habían quedado así a merced de los discursos ideológicos de protesta, a menudo de carácter populista y en consecuencia alejados de un pensamiento crítico, tan temido por el poder, y del desarrollo de una verdadera cultura de emancipación. El panorama lingüístico oficial y su articulación jurídica en el Marruecos

---

46   Para más información sobre estos movimientos consúltense Martínez Montávez (2002) y Ruiz Bravo (1976).

47   Entendida –según Cooper (1989)– como cualquier esfuerzo para influir en el comportamiento lingüístico de una comunidad.

48   El francés, que era la lengua del 40 % de la población, tras el triunfo de la revolución francesa adquirió un carácter nuclear como eje identitario, y las lenguas regionales fueron relegadas a la periferia simbólica.

49   Los estudios universitarios que aseguraban una salida profesional de prestigio, ligados a disciplinas científicas, se desarrollaban, hasta bien entrada la década de los ochenta, en francés.

independiente distaban mucho de reflejar la realidad plurilingüe de la nación, pues condenaba a las otras lenguas ¿nacionales?, esto es, al árabe hablado en Marruecos[50] y al bereber[51], al olvido oficial y jurídico, y convertían la realidad antropológica y cultural que estas lenguas representan en lo que Arkoun (2002a) denomina un *impensado,* un tabú. Las políticas y planificaciones lingüísticas se concibieron, en definitiva, sin tener en cuenta los valores sociales, las realidades lingüístico-antropológicas (como el elemento bereber) o la opinión (por falta de desarrollo de procesos democráticos) e intereses de sus poblaciones[52], y por ello han sido abocadas –insistimos– al fracaso en el campo educativo al excluir las lenguas maternas de la enseñanza, contraviniendo con ello las recomendaciones de la UNESCO realizadas en el año 1954[53].

Una vez más, se comprueba que, a menudo, las políticas lingüísticas no se conciben ni se desarrollan para resolver problemas relativos a las lenguas, sino para, influyendo en el comportamiento lingüístico, afianzar una cierta visión de la nación y del Estado compatible con los

---

50 Recordemos que el árabe empleado en Marruecos es, según el esquema de Youssi (1983–1984), de carácter triglósico, formado por tres registros: el árabe marroquí como lengua materna (con sus tres variedades diatópicas del norte, el centro y el sur), el árabe marroquí moderno (un registro intermedio entre el primero y el clásico) y, por último, el clásico o estándar, empleado en la administración, la educación y los medios de comunicación. Posteriormente, autores como Moscoso (2010) hablan de pentaglosia.

51 El bereber, *amazigh* o *tamazigh*, repartido en tres variantes que no guardan uniformidad: el *tarifit*, el *tamazight* y el *tachelhit* (Moscoso 2010: 136), es hablado por un alto porcentaje de la población marroquí (que rondaría el 40 %), la inmensa mayoría de los cuales es conocedor de la *dāriŷa*. Su estatus está conociendo un cambio profundo en el Magreb y, especialmente, en Marruecos bajo el reinado de Mohamed VI, que ya en su discurso del 27 de junio del 2002 declaraba que «el *amazigh,* que hunde sus raíces en lo más profundo de la historia del pueblo marroquí, pertenece a todos los marroquíes sin excepción […] y además, […] hay que trabajar para que sea insertado en nuestro sistema educativo».

52 Recurrimos al término *poblaciones* en vez de *ciudadanos* porque, por lo general, no han sido percibidos ni tratados como tales, ya que es precisamente contra esta situación de minoría de edad política e injusticias de toda índole contra lo que se estuvo y en cierto modo se está levantando el pueblo árabe en la llamada Primavera Árabe.

53 Tal y como consta en el documento «Uso de las lenguas vernáculas en la enseñanza» de dicha organización.

intereses de una élite. La política lingüística en la historia de los Estados árabes ha consistido, pues, en un programa básico para mantenerse en el poder, ya sea después de las «independencias» o mediante distintos golpes de Estado, llamados también «revoluciones».

Así, las dictaduras y las democracias formales surgidas en su mayoría después de los procesos de independencia en los años cincuenta y sesenta del siglo pasado, amparadas en las mencionadas ideologías de combate, condujeron a un monolitismo político con oposiciones formales (cuando las había), que instrumentalizaban la lengua y la religión para dotarse de una legitimidad de la que carecían por no someterse al sufragio universal propio de los procesos democráticos. El nacionalismo árabe y el panarabismo recurren así a la lengua árabe como epicentro doctrinal. Tanto el primero, de carácter local, como el segundo, de carácter transnacional, nacen de la conciencia y deseo de unidad y, sobre todo, como respuesta al racismo y al colonialismo europeos, caracterizados –en palabras de Calvet (1974: 56)– por «el sistemático desprecio por la lengua del otro» (en este caso por la lengua árabe) para demostrar así la propia superioridad. El árabe era, pues, la respuesta a la dignidad herida, de tal modo que adoptaron la que ha sido otra de las causas del fracaso de las políticas lingüísticas, la concepción piramidal que situaba las lenguas indoeuropeas por encima de las del resto del mundo. El árabe clásico fue, en definitiva, el refugio, el asidero y el trampolín desde el que los nuevos Estados intentaron reconquistar la centralidad histórica que la nación árabe e islámica había perdido.

En este sentido, los ideólogos e intelectuales del panarabismo cayeron en el error de centrar en la lengua sus aspiraciones de recuperación de un pasado altamente idealizado y relegar al ámbito de lo impensado la realidad multiforme, heterogénea y plurilingüe del mundo árabe. La gran contradicción radica en haber puesto todo esto al servicio de los nuevos Estados que el colonialismo había legado, sin cambiar ni un centímetro las fronteras trazadas por éste[54]. Así, los nuevos Estados nacionales árabes en general y los del Magreb en particular,

---

54 Conviene recordar aquí los muchos intentos de unión que van desde el Magreb hasta Oriente Medio pasando por los intentos libios que han estado abocados al fracaso, a pesar de que el proyecto de la unión árabe está recogido en la mayoría de las constituciones de estos nuevos Estados y sigue figurando como objetivo estratégico en el preámbulo de la Constitución marroquí del 2011.

en pos de continuar con las distintas construcciones nacionales centradas en la arabización, acabaron relegando sus lenguas vernáculas a la marginalidad de ser consideradas variedades del árabe «mal hablado»[55], obviando su complejidad, su versatilidad y su demostrada adaptabilidad a los tiempos.

Este fracaso del proceso de arabización se manifiesta de forma especial en el campo educativo, puesto que la imposición de la lengua árabe escrita, alejada del uso cotidiano, ha condenado a millones de estudiantes al fracaso académico[56] y ha provocado su vulnerabilidad ante ideologías oscurantistas alejadas del espíritu crítico. Algunos autores llegan al extremo de atribuir la caída en el extremismo de parte de la juventud magrebí a la arabización de la enseñanza, que tuvo como primera consecuencia el desarraigo cultural del entorno inmediato y la falta de protección ante discursos retrógrados procedentes del *mašriq*[57] por no haber desarrollado un espíritu crítico. Arkoun llega incluso a responsabilizar a los líderes de liberación nacional de no haber emprendido el camino de la razón crítica en la que, por otra parte, muchos de ellos se habían formado. Actitud, que, como explica el autor, no fue inocente, puesto que su principal preocupación era permanecer en el poder, aunque con ello condenaran a las lenguas y culturas nacionales al ostracismo por miedo a que se convirtieran en plataformas de protesta y contestación a los nuevos poderes centrales, que es, en parte, lo que está ocurriendo en la actualidad.

En este orden de cosas, hacer lo contrario de lo que fijan las políticas lingüísticas se convierte en un acto de resistencia y de subversión política. Este es el caldo de cultivo para la transición de la *dāriya* de la periferia al núcleo simbólico y funcional que comienza con el nuevo milenio.

---

55 Como dice Juan Goytisolo (recientemente fallecido y gran amante de la *dāriya*, lengua que aprendió e incluyó en su obra y cuyo reforzamiento apoyó decididamente) en su artículo «La fractura lingüística del Magreb» (2007), «el marroquí y argelino hablados no son el árabe oficial consagrado en las constituciones de ambos países».

56 Atribuible, entre otros motivos, al hecho de no recurrir al idioma materno como lengua de enseñanza.

57 También *machreq, machriq, mashrek,* o sea, Oriente Medio.

4. La conciencia lingüística marroquí anterior al cambio de siglo

4.1. Introducción

Como hemos visto, muchos, variados e imbricados entre sí son los factores que configuran la identidad nacional, pues las vicisitudes políticas y de poder determinan las políticas lingüísticas que, a su vez, configuran la conciencia que cada pueblo tiene de su lengua, de la cultura por ella transmitida y de sí mismo, de su identidad. Así, un aspecto importante a la hora de conocer las premisas lingüístico-culturales que dibujan la imagen de un pueblo lo constituyen las actitudes que éste demuestra frente a las coordenadas de su identidad como su historia o su lengua.

En un mapa lingüístico tan complejo como el que venimos viendo, en el que a la situación de contacto con lenguas extranjeras se une la cuestión diglósica, el análisis de estas actitudes lingüísticas[58] resulta doblemente interesante, dada, además, la fragmentación y porosidad del árabe marroquí.

Refiriéndose a las actitudes lingüísticas de los marroquíes hacia las distintas variedades lingüísticas empleadas en Marruecos, Bentahila llega a la conclusión de que, efectivamente, «los resultados de la técnica imitativa en Marruecos indican que el modo de hablar de alguien es un factor de gran importancia a la hora de juzgar su personalidad» (1983: 120).

---

58 El experimento ya clásico para evaluar las actitudes hacia una lengua fue el de Lambert, Frankel y Tucker (1966), luego frecuentemente aplicado al estudio de otras comunidades lingüísticas. La técnica empleada fue la llamada *matched guise technique* o «técnica imitativa», que consistió en preguntar a una serie de informantes qué pensaban sobre la apariencia y carácter de la gente que oían en una grabadora hablando inglés y francés. Observó que las mismas personas eran juzgadas de modo distinto según hablaran un idioma u otro, demostrando así que cada lengua provoca actitudes diferentes.

En este capítulo iremos viendo las diferentes actitudes y su expresión lingüística, metalingüística y, en ocasiones «mitolingüística», analizando lo que los hablantes opinaban de las variedades que configuran su paisaje lingüístico multilingüe: las lenguas que constituyen la gama diglósica, las lenguas extranjeras y las distintas variedades locales.

4.2. Las actitudes hacia las variedades de la situación diglósica

En el caso marroquí, el prestigio de la lengua literaria ha hecho que hasta hace dos décadas ambas variedades fueran concebidas no sólo como distintas, sino en una relación jerárquica (superior-inferior). Esto creó toda una serie de actitudes lingüísticas latentes, que se patentizaban a menudo en el discurso metalingüístico, que es el empleado cuando el hablante se refiere a su propia lengua.

Las causas del prestigio de la lengua escrita son, recordemos, en primer lugar su carácter sagrado; es la lengua del Corán a través de la cual el musulmán adquiere identidad como miembro de la comunidad islámica, pues se trata de la lengua empleada para la plegaria en todo el mundo musulmán, que la conecta con un pasado glorioso y con el patrimonio histórico-cultural árabe *turāṯ*. Además, el árabe escrito ha funcionado como factor aglutinante de la identidad nacional y panárabe, pues a una realidad política, social y económica heterogénea y multiforme corresponde, sin embargo, una sola lengua oficial[59].

---

59 Yorkey habla en estos términos sobre la potencia cohesiva del árabe: «as diverse as these countries may be, there is one significant unifying force: the language of classical Arabic. This form of Arabic has endured for some 1500 years, and is regarded as the sacred language of the Koran and revered for its vast and vigorous literary tradition. Basically unchanged since the time of Muhammad, this Arabic is a common heritage that unites all Arabs: the French educated sophisticated in Morocco, the English-educated clerk in Palestine, the still nomadic Bedouin of the Hiyaz. They all share an almost mystical reverence for the variety, flamboyance and flexibility of Arabic» (1977: 59).

Este carácter sagrado, cohesivo y de supremacía cultural del árabe clásico llevaba, y aún lo hace, a los hablantes a sentir una especie de «veneración» hacia esta variedad, que les hacía percibirla como variedad superior no sólo al árabe hablado, sino incluso, en ocasiones, a otras lenguas (lo que se ve claramente en frases oídas a menudo como «el árabe es la madre de todas las lenguas», *el-luġa el-ʿarabiyya umm el-luġāt)*. Los hablantes de los «dialectos», de las lenguas orales como el árabe marroquí, o sea, la práctica totalidad de los hablantes del árabe, tienen, por todo lo dicho, una serie de creencias que motivan, en mayor o menor medida, la necesidad de entroncar ideológicamente su variedad local con el árabe clásico, minimizando la relevancia de sus diferencias[60]. Grotzfeld en 1983 ya habla de los mitos de los árabes sobre su propia lengua[61] cuando se refiere a lo que llama la *kullu ʿarab doctrine*, que refleja una situación tipo: la que se produce cuando el investigador pregunta a su informante sobre su propia lengua y éste se apresura a aludir a la supuesta proximidad entre ésta y el árabe clásico. Sin embargo, al darse cuenta de que tal indistinción no es real sino mental, surge a menudo un sentimiento de rechazo hacia la lengua vernácula que tiene su reflejo en la lengua en sí y, más concretamente, en esta función metalingüística. En este sentido, eran normales en nuestro corpus, recogido, recordemos, durante los años ochenta y principios de los noventa, afirmaciones como «nuestra lengua es un batiburrillo» *el-luġa dial-na mjalṭ-a* o «tengo que volver al árabe clásico» (el verbo *volver* aquí nos da idea de conexión primera con algo de lo que se ha desligado). Además, en el marroquí del siglo pasado era normal aludir al clásico como *el-luġa*, la lengua por definición, frente al *hadra*, la variedad oral. El hablante parecía, por lo general y hasta hace bien poco, concebir su lengua como una manifestación incorrecta de la pauta

---

60   No era raro encontrar, incluso, informantes que afirmaban sin pestañear que "hablan árabe clásico en la vida cotidiana y que los dialectos son solo modos de pronunciar, acentos de la gente inculta".

61   Más recientemente, Jablonka (2013: 109) reflexiona sobre los cambios que ha producido el tránsito acelerado de la sociedad poscolonial apenas industrializada a una sociedad moderna con un desarrollo fulgurante del sector terciario en el cambio de los mitos que forja la comunidad lingüística árabe sobre las variedades lingüísticas de esta lengua, de los que ya hablaba Ferguson a finales de los años cincuenta (1959b).

de prestigio representada por la variedad escrita. Tan es así que Bentahila (1983) afirma que para el 31.37 % de los encuestados, el marroquí era una lengua incapaz de progresar, y que el 26.31 % sugirieron que se trataba de una lengua impura y mixta.

De la asociación mental del árabe clásico con la identidad arabo-islámica y el brillante pasado, así como del consiguiente rechazo de la lengua vernácula, surgían entre otras (como la sorpresa o la admiración) dos reacciones ante el extranjero que intentaba aprender la lengua: si lo que intentaba aprender era el árabe clásico, podía ser visto con cierta desconfianza, dado que se trata del terreno simbólico de la identidad en el que una incursión por un no árabe y/o no musulmán era, en ocasiones, concebida como una «apropiación indebida», y frases como «¿por qué estudias árabe si no eres musulmán/a?» eran más que frecuentes. Si lo que aprendía era la variedad local, surgía un sentimiento inconsciente de que el extranjero estaba ignorando y, por ello, en cierto modo, despojándole de su pasado y recordándole el no tan glorioso presente. Una reacción normal era instarle a aprender el árabe clásico (en el caso de que no prosperasen los esfuerzos por convencerle de que estudiase inglés). Extraemos, como ejemplo, frases del corpus, recogido entre estudiantes universitarios allá por los años ochenta, que curiosamente se emitieron en un fluido castellano, como «no debes estudiar nuestra manera de hablar, pues hablamos mal», «aprende árabe clásico mejor, esto no es una lengua, es un apaño» o «con esto no te estamos enseñando más que nuestra ignorancia de nuestra propia lengua».

Heliel (1988: 33) apunta la idea de que, a menudo, la comunidad lingüística árabe considera que el estudio de los dialectos del árabe no deja de ser la argucia colonial para crear división, a la que hemos aludido en el capítulo anterior.

Además, del contacto con el extranjero que aprendía el árabe surgía en el miembro de la comunidad lingüística otra idea que contribuye a idealizar su lengua: la creencia de que «el árabe es la más difícil de todas las lenguas», al ver que, al preguntar por el tiempo que la persona en cuestión ha invertido en su aprendizaje, el extranjero contesta con un número de años que les resulta exagerado. Se olvida, en ocasiones, de que la lengua de partida no pertenece a la misma tipología lingüística y de que, así como en los países árabes ha habido contacto de lenguas impuesto por el colonialismo, otros países son básicamente monolingües o, de no serlo, conviven con lenguas de la misma tipología. Sucede, pues, que la aproximación a la lengua es, por lo tanto, más lenta en el extranjero, lo que induce a reforzar la creencia en la dificultad y la riqueza intrínsecas al árabe[62].

Por las citadas razones y por su carácter codificado, la lengua clásica gozaba y aún lo hace de un gran prestigio sociocultural entre sus hablantes y oyentes (decimos *oyentes*, pues lo normal es tener un conocimiento meramente pasivo). En efecto, hablar clásico era, y sigue siendo, una muestra de prestigio social en tanto que presupone la pertenencia a una élite, tal y como apunta Carter (1983), y una cierta categoría cultural en cuanto es la lengua adquirida mediante la formación y empleada al tratar temas trascendentes del ámbito de la religión, la historia o la cultura. Además, la pronunciación más estándar se asocia normalmente a la escolarización.

Desde el punto de vista formal, el árabe clásico es una lengua que, además, es frecuentemente considerada por sus hablantes y oyentes como más bella, más lógica, más pura y más musical que el árabe hablado. Ferguson (1959b) se refiere a estas consideraciones que los hablantes tienen sobre su lengua como *myths about arabic*. Entre estas consideraciones incluye la simetría, la riqueza y amplitud del léxico y su estabilidad. Loucel (1989: 58) añade un nuevo matiz: la concepción del árabe clásico como una lengua inalterable con el paso del tiempo, incluso inmortal.

Como contrapartida lógica, la lengua hablada era y aún es en ocasiones considerada por los sectores más conservadores de la sociedad como una variedad impura, irregular, ilógica y pobre[63]. Uno de nuestros informantes nos dijo, por ejemplo, *e-ddariya ma 'aind-a ḥta ši ma'na ḥqiqi* «la *dāriya* no tiene ni un solo significado real, preciso», a lo que otro añadió «en árabe puedes encontrar palabras, pero la *dāriya* es una cosa muy limitada». Además, se percibe como un todo fragmentado y arbitrario frente a la univocidad del clásico. Casi todos los informantes

---

62   Para más información sobre la riqueza de la lengua árabe consúltese Herrero (2010b).
63   Por poner un ejemplo reciente, recordemos el rechazo frontal por parte del PJD, el partido mayoritario en el parlamento marroquí actual, a la inclusión del árabe marroquí en la enseñanza.

hacían alusión al hecho: *hnaya kul waḥed w kif ka y-hdar* «aquí cada uno habla como le parece». Como apuntan varios autores, estas actitudes negativas hacia las variedades locales del árabe vienen motivadas sobre todo por su carácter no codificado. Así, por ejemplo, Loucel (1989: 58) constataba que para los árabes los dialectos no tenían gramática y que eran considerados por la mayoría como una forma degradada del árabe literal.

Paralelamente existía y aún prevalece una gran ambivalencia en las actitudes de los árabes hacia su lengua (o sus lenguas) que ya ha sido señalada por Lahjomri (1974), Riguet (1982: 242) y Daher (1988), que afirma que los árabes (marroquíes y libaneses respectivamente) idealizan el árabe clásico como la lengua poética y de herencia cultural pero, sin embargo, lo tachan de poco práctico para el uso diario. La mayoría de los informantes considera asimismo que la lengua clásica es difícil, oscura y rígida frente a la variante hablada, mucho más fácil, clara y versátil.

Grandguillaume (1991: 4) alude a esta ambivalencia de actitudes en el entorno magrebí multilingüe en el que las legitimidades han estado ligadas, como sabemos, a las diferentes lenguas. Así, mientras el francés representaba el vínculo con el cambio y la modernidad, la política de arabización supuso un intento de transferir esa legitimidad a la lengua árabe, cuando las lenguas vernáculas eran el auténtico vector modernizador por ser las verdaderas lenguas maternas del Magreb.

En efecto, esta concepción de las lenguas en estado diglósico provoca un juego de lealtades contradictorias: por una parte existe una lealtad innata a la variante vernácula y, por otra, una lealtad adquirida a la variante clásica. Por *lealtad lingüística* entendemos el conjunto de factores que determinan el mantenimiento o el desplazamiento lingüístico[64]. Esta tensión de fuerzas se patentizaba en el elevado grado de conciencia sobre el propio discurso y en cierta inseguridad lingüística que resultaba claramente observable al preguntar al informante sobre su propia lengua, pues respondía, a menudo, intentando expresarse en

---

64 Así lo atestigua, por ejemplo, Daher en su estudio de la comunidad libanesa de Cleveland: «immigrants are torn between language shift and language loyalty, between acculturation and nativism, present and past, [...] individuals in the Lebanese community of Cleveland have: reduced ability to be quick and easy, reduced ability to be expressive and lingüistic insecurity» (1988).

árabe clásico. Bentahila (1983: 31) atestigua en su análisis este carácter contradictorio de las actitudes de los marroquíes hacia su lengua y, como tantos otros investigadores, lo achaca a la situación diglósica.

Efectivamente, se observaba paralela tendencia a adquirir identidad e independencia respecto a la variante de prestigio, el árabe clásico a la vez que a mostrar cierta inseguridad lingüística y una tendencia a considerar el árabe oral, la variedad local, con cierto desdén.

Esta inseguridad se hacía patente de modo relevante en nuestro corpus, recogido en Marruecos, en las reiteradas reflexiones que hacían los hablantes sobre su propio sistema lingüístico. Por ejemplo, cuando a un informante se le preguntaba sobre cualquier palabra o expresión, generalmente se observaba en su respuesta una falta de espontaneidad, cierta inseguridad y una concepción de su propia lengua como algo incorrecto, anormal en el estricto sentido del término, es decir, sin normas. No era infrecuente, como decimos, que un informante, al ser preguntado por una palabra que acababa de decir, diera respuestas como éstas: *ana ma ka n-'araf ši el-luġa* «yo no conozco la lengua», o *el-hadra dial-na ma 'aind-a ši normas, gramática ma kein ši* «nuestro modo de hablar no tiene reglas ni gramática».

4.3. Las actitudes hacia las lenguas extranjeras

Las actitudes mayoritarias hacia las lenguas extranjeras y el código mixto originado por la alternancia de códigos eran en el Marruecos del siglo pasado igualmente polivalentes; por una parte, las lenguas extranjeras (el francés y el español en menor medida) eran concebidas como lenguas modernas, asociadas al progreso científico, cultural e ideológico y, por otra, rechazadas como lenguas coloniales. En cuanto a la alternancia de códigos, Bentahila (1983: 38), en su encuesta específica sobre el tema, afirmaba que algunos hablantes concebían negativamente este fenómeno, como un mal hábito que se debía evitar, algo ridículo, una desgracia, mientras el 9,25 % de su muestra afirmó que los que recurrían a la alternancia al hablar tenían problemas psicológicos, inseguridad y «siguen colonizados», otros pensaban que este comportamiento lingüístico se debía a la pereza o a la necesidad del hablante de presumir a toda costa de su conocimiento del francés, y solo un 9,17 % de sus informantes no ponían ninguna objeción a este recurso lingüístico. Este concepto que el marroquí tenía de su lengua como algo mixto e irregular se hace patente de una manera reiterativa, prácticamente casi detrás de cada párrafo después de una alternancia de código: *el-luġa dial-na mruw-na, baqi el-spaniol-a mlewiy-a 'ale-ha* «nuestra lengua es un lío, el español sigue enrollado a ella».

La situación, cuatro décadas más tarde, ha dado un vuelco, pues la mayoría de nuestros informantes desde el comienzo del nuevo siglo perciben la alternancia como un recurso enriquecedor, como veremos en el capítulo siguiente.

4.4. Las actitudes hacia las distintas variedades locales

Otra faceta del cuadro psicolingüístico marroquí es la que se refiere a las actitudes de los hablantes hacia su lengua vernácula frente a otras variedades locales dentro del mismo país. Por ejemplo, en el caso concreto del marroquí del norte, era considerado por sus hablantes como un símbolo de la identidad del norte, lo que podría ser entendido como un signo del rechazo a la homogeneización centralista. En nuestro trabajo de campo observamos cómo este marroquí norteño (chauní, tetuaní, tangerino) era a menudo percibido por sus hablantes como una lengua más delicada que la del sur, una lengua de raigambre andalusí y como un signo de refinamiento y cortesía; es decir, los marroquíes del norte consideraban que su dialecto era más elegante (literalmente 'fino') que el del interior, percibido como un habla ruda y tosca, «gorda», literalmente *ġleṭa*. Este refinamiento era automáticamente asociado a una identidad en el inconsciente de la comunidad, que transmite cierta sutileza por entroncar con el habla de los árabes de Al-Ándalus, culmen de la cultura arabo-islámica. Muchas veces esa raíz andalusí, más presente en el marroquí septentrional, se defendía arguyendo que la no pronunciación de la /q/ y la /r/, rasgos específicos de algunos lectos, derivan de la dificultad de los andalusíes para pronunciar tales sonidos[65]. La gente del sur, por su parte, asociaba a menudo el dialecto norteño al afeminamiento masculino *unūta*, a la cursilería, y su supuesta cortesía, a la hipocresía de sus hablantes. Este tipo de consideraciones metasociolingüísticas se veían claramente ejemplificadas en la siguiente declaración extraída de nuestro corpus, en la que la informante dijo literalmente: *e-nnas d e-ššamal biyaṭ w z'ar, e-nnas d el-ŷanob kuḥal, e-nnas de ŷebala komo los katetos dizen «ka pazao»*, «La gente del norte es blanca (rubia) y la gente del sur es negra, la gente de Yebala son como los catetos, dicen "ka pazao" (qué ha pasado)». Dentro de las hablas septentrionales de montaña, el *ŷiblī* se percibe, pues, como variedad más alejada del estándar, aunque por otra parte exista también la opinión bastante generalizada entre los hablantes de que es la variedad más pura y con mayor grado de afinidad con el árabe clásico.

Resumiendo, podemos decir que ya existía, paralela a la veneración por el clásico, una lealtad lingüística a la variedad vernácula que no es más que la tendencia de los miembros de una comunidad lingüística a definirse como tales y a defenderse de la estandarización impuesta por la variedad de prestigio sociocultural. Trudgill (1974) distingue entre una lealtad abierta a la norma de prestigio y otra encubierta a los registros más bajos. Otros distinguen entre la lealtad innata a la lengua materna y la lealtad adquirida a la lengua de prestigio cultural. En los países árabes, este juego de fuerzas se refleja en una actitud de defensa de la variedad local por una parte y, por la otra, en una lealtad que, en algunas ocasiones, ha llegado, como decimos, a la sacralización del árabe clásico. Boucherit (1991: 55) hace referencia a esta oscilación pendular del hablante de una lengua hacia dos polos antagónicos: la convergencia en formas lingüísticas comunes y la divergencia como aspecto de diferenciación social. En su opinión, estas tendencias son el reflejo de conductas sociales y de una necesidad de autoidentificación. Además, en el caso de Marruecos la cultura popular de la oralidad, asociada directamente a la variedad lingüística local, dota al hablante de

---

65   Sorprendentemente, no fueron pocos los tetuaníes que, en la creencia «mitolingüística» de que tal rasgo era exclusivo y definitorio de Tetuán y sus habitantes, afirmaban que la no pronunciación de estos sonidos se debía al agua que se bebe en la ciudad.

una identidad histórica difusa frente a la lealtad al árabe clásico, depositario de una identidad histórica completa y definida.

Es decir, el árabe en general y la variedad marroquí en particular están sujetas a un conjunto de actitudes determinadas: por una parte, los hablantes tienden a prestigiar la variante clásica pero, a la vez, conciben cada vez más la variedad vernácula como un signo de identidad local que los distingue de los hablantes de otras variedades. El carácter antagónico de estas actitudes tiene como consecuencia una gran inseguridad lingüística, que provoca un elevado grado de conciencia sobre el propio discurso.

No obstante, la situación que acabamos de dibujar está sufriendo, como veremos a continuación, no pocos retoques desde comienzos del siglo XXI.

Segunda Parte
El árabe marroquí en el siglo XXI

5. El panorama sociolingüístico marroquí en las últimas décadas

5.1. Introducción: Contenidos, comunidad de habla estudiada y enfoque metodológico empleado en esta segunda parte

En esta segunda parte analizaremos las tendencias de cambio que se han producido en las dos últimas décadas en el panorama sociolingüístico marroquí, sus causas y sus repercusiones. Así, este quinto capítulo está dedicado, además de a estas cuestiones introductorias, a analizar las fuentes lexificadoras del árabe marroquí en las últimas décadas, que son reflejo elocuente de un mosaico lingüístico caracterizado por el multilingüismo. El sexto capítulo se centra en los elementos de convergencia de las distintas variedades que constituyen el árabe hablado en Marruecos gracias a fenómenos como la alternancia de códigos o el doblaje de teleseries turcas e hispanoamericanas al árabe marroquí. En el séptimo capítulo se analizará la irrupción del árabe marroquí en el registro escrito. En el octavo veremos la conquista del árabe marroquí de ciertas esferas del ámbito público. En el noveno se vislumbrarán los hilos que urden el entramado psicolingüístico de los marroquíes del mundo, y en el décimo y último capítulo veremos la repercusión que todo ello tiene en la conciencia sociolingüística de los hablantes para terminar con nuestra propuesta de política lingüística.

Como ya adelantamos en la introducción general, en esta segunda parte, para analizar las consecuencias de los cambios en la conciencia lingüística marroquí, hemos procedido a realizar un trabajo de campo que, como prueba de los procesos globalizadores, se ha basado en la comunidad lingüística transnacional. Dicho trabajo de campo ha tenido lugar durante los cursos académicos que datan del año 2005 hasta el

2017 durante las clases de religión islámica[66] en tres colegios de la provincia de Almería y se ha centrado en la observación participativa[67]. Es decir, hemos concebido el aula como laboratorio sociolingüístico. La asignatura, cuyos alumnos representan el grueso de informantes del presente estudio, empezó a impartirse en los colegios de Almería en el curso académico 2005/2006, inicialmente en cinco colegios, de los cuales tres se encuentran en la capital y los otros dos, en el denominado Poniente almeriense, en dos municipios diferentes[68]. El número de alumnos de esta asignatura ha oscilado entre 180 y 200[69] por curso académico, con edades comprendidas entre los seis y los dieciséis años y con un número similar de niños y niñas procedentes en proporción semejante de la zona norte y del interior y sur de Marruecos. Los alumnos de esta asignatura son en su inmensa mayoría de origen marroquí y, aunque un porcentaje importante (cercano al 40 %) es berberófono, hacen uso de la *dāriǧa* para comunicarse con el resto de marroquíes. Ha habido también algunos cursos con un bajo porcentaje, alrededor del 4 % de alumnos de origen argelino. La asignatura[70] se imparte en

---

66 Estas clases son consecuencia de los acuerdos de cooperación firmados por el Estado español y la Comisión Islámica en 1992 y su posterior desarrollo a través de un real decreto en el año 1994. Sin embargo, no se inician en la península –el caso de Ceuta y Melilla es diferente– hasta el curso 2005/2006. Existe también un programa gestionado y financiado por la Fundación Hassan II de profesores marroquíes que enseñan árabe en los colegios españoles.

67 La observación y las entrevistas rebasaban a veces la muestra de hablantes constituida por los alumnos para ampliarse al ámbito de sus familias, pues a menudo, la tarea docente se ha visto complementada con labores de mediación intercultural.

68 En estos municipios, la actividad económica principal es la agricultura intensiva en invernaderos. Las viviendas de los trabajadores, en su inmensa mayoría inmigrantes, que en los comienzos solían estar diseminadas en los llamados cortijos, están empezando a organizarse en poblados que se encuentran alejados por lo general del núcleo «urbano».

69 La oscilación se debe a que se producen nuevas altas durante el curso como consecuencia del proceso de reagrupación familiar y algunas bajas como consecuencia de la movilidad laboral de los progenitores, ya sea a nivel nacional o transnacional, y, en menor medida, al regreso al país de origen.

70 Los currículos de Enseñanza Religiosa Islámica correspondientes a Educación Primaria, Educación Secundaria Obligatoria y Bachillerato están recogidos en el BOE de 18 de enero 1996.

español, lo que la convierte en una herramienta de apoyo para el aprendizaje de esta lengua. Los contenidos, a menudo, han sido adquiridos en el entorno familiar, en las escuelas marroquíes o argelinas[71], en las clases de fin de semana en las «mezquitas»[72] o en las clases de lengua y cultura de origen (ELCO) impartidas solo en uno de los colegios[73].

Es decir, la comunidad lingüística en la que nos hemos centrado en la primera parte de este estudio, la de los hablantes de árabe marroquí dentro de Marruecos, ha variado en esta segunda, pues ahora nos centraremos en la comunidad lingüística transnacional. Asimismo, mientras que los fenómenos que estudiamos en la primera parte eran de tipo general, en esta segunda nos centraremos en casos concretos; es decir, como ya adelantamos en la introducción, pasaremos de una visión macrosociolingüística a una microsociolingüística. Para observar con mayor nitidez la curva de la evolución analizaremos una serie de casos prácticos y observaremos cuestiones muy recientes de una parte de la sociolingüística poco estudiada, la infantil y juvenil, centradas, como decimos, en la comunidad lingüística transnacional[74].

---

71 Nos referimos aquí a los alumnos que llegan a España a través del proceso de reagrupación familiar y después de haber estado escolarizados al menos hasta el tercer año de primaria. A partir de 2010, coincidiendo lógicamente con la crisis económica, los procesos de reagrupación familiar disminuyen y comienzan los de retorno al país de origen y los de traslado dentro de España o a otros países.

72 Se trata más bien de oratorios improvisados más que de mezquitas en el sentido arquitectónico estricto.

73 En España existen numerosos programas de atención a la diversidad para preparar a los hijos de los trabajadores inmigrantes, como son entre otros ATAL (aulas temporales de adaptación lingüística) de la Junta de Andalucía, ELCO (enseñanza de la lengua y cultura de origen) o LACM (para la enseñanza de lengua árabe y cultura marroquí), aunque alguno de ellos, como apunta Mijares (2006), comete el error de la segregación escolar, que en ocasiones entorpece la integración de los nuevos alumnos. En la práctica, los alumnos que se benefician del programa hermano del ELCO en la Comunidad Autónoma de Andalucía, son los solicitantes de religión islámica. A veces se da la paradoja de que alumnos de Senegal, Argelia, Mali, Níger o sencillamente hijos de conversos al islam, cursan la asignatura no evaluable de cultura y lengua marroquíes. En la realidad, aunque este programa nace del convenio Hispano-Marroquí de Cooperación Cultural, sólo se enseña el árabe estándar.

74 Para más información sobre la identidad transnacional de los niños migrantes consúltese Hashmi (2000).

En este sentido, hemos tenido además el privilegio de que la extensa duración del trabajo de campo implica contar con una muestra muy amplia y poder observar la curva evolutiva, puesto que uno de los autores de este libro, Otman El Azami, ha sido, como hemos adelantado, su profesor. Asimismo, la relación entre el investigador y los informantes, de total confianza y relajación, ha contribuido a garantizar la espontaneidad de la toma de datos. Por último, el hecho de impartir la asignatura con sus dos otros ejes paralelos, la lengua y la cultura, nos ha proporcionado una posición estratégica para el análisis sociolingüístico.

El corpus así constituido, se ha visto enriquecido, como hemos dicho, por un nuevo material que, gracias a la conquista de espacios antes reservados a la lengua de escritura, sirven de soportes para el árabe marroquí como la televisión, la prensa y las redes sociales.

5.2. Principales trazos de un panorama social, artístico y lingüístico en evolución

Los cambios que se han producido en Marruecos desde la entrada del nuevo siglo son posibles gracias a la coincidencia de muchos factores de tipo general, como puedan ser el auge de los medios de comunicación tecnológicos, la globalización, el éxodo rural[75] o el descontento social, así como, en el ámbito político, el comienzo de una etapa de cierto aperturismo con el reinado de Mohamed VI.

Este cambio está surgiendo desde varias esferas: la artística, la sociopolítica y la que aquí más nos interesa, la lingüística, pues el árabe marroquí se erige en portavoz de una nueva cultura urbana y contemporánea, tanto de los marroquíes residentes en el extranjero como de aquellos que viven en territorio marroquí. El movimiento denominado

---

75 Este proceso de urbanización que caracteriza al Marruecos actual ha hecho emerger unas *coinés* urbanas, sobre todo la de Casablanca y, en menor medida, la de Rabat, con un importante sustrato de las hablas rurales, como apunta Messaoudi (2004: 236).

Nayḍa[76], en clara analogía con el renacer árabe del siglo XIX, la *Nahḍa*, ha sido comparado con la Movida madrileña de los ochenta en el sentido de ser un conjunto de manifestaciones del ámbito artístico y audiovisual que dan voz a un nuevo sentir de la juventud en un entorno urbano. Con la *Nayḍa*, el árabe marroquí «sale del armario» y se convierte en su hilo transmisor. Si la *Nahḍa*, de carácter panárabe, partía de las élites y reforzaba el árabe moderno, la *Nayḍa,* de carácter local, lo hace desde la base para legitimar la lengua de la calle, partiendo del centro simbólico, una y desde lo liminar, la otra.

La apertura del árabe marroquí al ámbito público en el registro publicitario precedió, aunque sea de un modo intermitente, al resto de manifestaciones[77], sobre todo en aquellos anuncios destinados al público femenino. Otro tanto ocurre en el registro humorístico, en el que, si bien es cierto que la lengua hablada siempre ha estado más presente que en otros, actualmente está adquiriendo una nuclearidad autoconsciente y atravesando el nivel lingüístico para pasar a ser objeto de bromas. Es decir, pasando al nivel metalingüístico en el que el «deber ser» encarnado, representado y transmitido por el árabe escrito se pone en solfa gracias a la ironía con que son introducidas ciertas cuñas en árabe marroquí. Así, cómicos consagrados en Francia como Gad el maleh o Debbuz insertan en sus monólogos en francés numerosas palabras y expresiones en *dāriẏa*. En la revista *TelQuel* que, como veremos, es uno de los factores polinizadores de la Primavera de la *dāriẏa,* aparece una sección humorística llamada Zakaria Boualem sobre un personaje ficticio que representa al joven marroquí medio que recurre asimismo al árabe marroquí. En un número de la revista *Nichane* del año 2006, un reportaje que compilaba chistes y dichos marroquíes llamado *a-nukkat*

---

76   En una entrevista en la revista *Vogue*, número 324 de abril 2017, titulada «La señora de las letras», la ganadora del Premio Goncourt en 2016, Leïla Slimani, habla de un Marruecos «censurado» durante el reinado de Hassan II en el que «no se podía hablar», y en este sentido afirma: «no fue hasta la llegada de Mohamed VI cuando vivimos la convulsión de la *Nayda*».

77   Maas y Hasbane (2005) analizan el árabe marroquí en el registro radiofónico y el televisivo.

creó serios problemas a la autora, Sanaa Al Aji,[78] y a Driss Ksikes, su director, sobre todo por su aire descreído.

Desde el punto de vista artístico, el cambio se observa con claridad en ámbitos como el cinematográfico y el musical, en los que el lenguaje descarnado de la calle, la *dāriŷa zanqawiyya,* adquiere ahora mayor protagonismo como vehículo expresivo. No hay más que ver la polémica suscitada por la película *Casa Negra* de Nourredine Lakhmari, que en 2008 relató sin tapujos la hipocresía social reflejando ciertos tabúes como la homosexualidad, la violencia y las desigualdades sociales, así como la suscitada por la película sobre la prostitución *Much Loved,* dirigida por Nabil Ayouch, pero que no llegó a estrenarse en Marruecos.

En el ámbito musical, el ambiente era hasta esta *Nayḍa* el de la supremacía del dialecto egipcio que se había convertido desde los años sesenta en una especie de lengua franca para el mercado del arte y la creatividad en el mundo árabe gracias a la distribución masiva de su cine, sus teleseries y su música, con figuras míticas de la canción como Umm Kulzum o Abdel Halim Hafez, entre otros. Tal era, hasta las últimas décadas, la preponderancia del árabe egipcio divulgado gracias a los ámbitos cinematográficos y musicales que, en algunos casos, cuando un artista árabe no egipcio deseaba tener éxito fuera de las fronteras de su país, debía continuar su carrera en Egipto, como es el caso de la marroquí Samira Ben Said o de la mítica cantante argelina Warda al-Jazairia, que triunfaron a nivel panárabe con canciones cantadas en dialecto egipcio. El hecho objetivo es que los magrebíes habían venido tradicionalmente consumiendo la industria cultural machrequí, fundamentalmente de países como Egipto, Siria y Líbano, y esto se puede achacar al complejo al que ya nos hemos referido, basado en su percepción de hablar un árabe menos «puro», menos cercano al clásico, que el oriental.

---

78   La autora fue condenada en primera instancia por un tribunal de Casablanca a tres años, condena que nunca llegó a cumplir. En declaraciones recogidas por el *diariodemallorca.es* (1/5/2007), afirmó que Kuwait presionó para que fuera condenada.

Esta actitud está cambiando, y la música en árabe marroquí, concretamente el rap[79], está siendo uno de los elementos que más claramente visibilizan este cambio. De hecho, se está produciendo un cambio sustancial respecto a la pirámide lingüística del siglo pasado, pues la comunidad lingüística oriental comienza a comprender el árabe marroquí, cosa antes impensable, gracias a cantantes como Asma Lmnawar y sobre todo Saad Lamjarred así como a programas musicales como *Arab Idol*, de difusión panárabe. Caubet analiza el rap marroquí en un documental titulado *Casa Nayda!,* estrenado en 2008, mientras que Gintsburg (2013) estudia esta música callejera juvenil de protesta y sus diferencias con el *hip hop* americano y apunta que dicho estilo musical utiliza precisamente la *dāriya* para transparentar una identidad anfibia[80]. Es, pues, como vemos, en el ámbito de la creatividad, en el registro artístico, en el que los jóvenes emplean con toda naturalidad la *dāriya* con un tinte subversivo.

En el ámbito sociopolítico existen varios hitos, endógenos y exógenos, en este itinerario de ascenso de la *dāriya* en la pirámide lingüística. Hemos situado su cronología aproximadamente en el nuevo milenio, con el cambio de siglo, que es cuando las transformaciones sociales se hacen visibles y extensivas, aunque, como veremos a continuación, el cambio comienza a gestarse en los años noventa.

En 1995, con la creación de la Fondation Zakoura, se produjo una reivindicación clara y activa, con la consiguiente revalorización de las lenguas vernáculas y en concreto del árabe marroquí, un reconocimiento de la diversidad lingüística[81] de Marruecos y una reforma en la educación según la cual esta lengua funcionaría como vehículo formativo. Dicha fundación realiza, asimismo, una importante labor social concediendo microcréditos, impulsando la incorporación de la mujer al mercado de trabajo y favoreciendo la escolarización infantil.

---

79 El *ray*, la música hecha por jóvenes argelinos inmigrantes de segunda generación en Francia, ya empleaba el árabe argelino en ocasiones mezclado con el francés.

80 Precedieron a los raperos en este rol grupos tan emblemáticos como Nas al-ghiwan.

81 Tollefson (2013: 30) hace referencia a la necesidad de trabajar por una sociedad multilingüe y multiétnica para dar cabida a las diferencias étnicas, lingüísticas y culturales que están en la raíz de los conflictos sociales y políticos.

Un año más tarde, en 1996, el Emir de Catar lanza la emisora Al Jazeera, que supone un factor aglutinante para el mundo árabe contemporáneo y la entrada de éste en la información globalizada[82].

En 1998, entra en vigor la Carta Europea de las Lenguas Regionales y Minoritarias que reivindica la protección de éstas. Dentro de este espíritu, en 1999 Francia firma el documento «Les langues de la France. Rapport au Ministre de l'Éducation Nationale, de la Recherche et de la Technologie», que incluye al árabe marroquí dentro de las 75 lenguas que pasan así a denominarse *lenguas de Francia*[83]. También en 1999 se firma la Carte Nationale d'Éducation et Formation, un informe para regir la reforma educativa en Marruecos que abre la puerta a las lenguas orales dentro de la política de arabización, ya que menciona las lenguas maternas como parte de la identidad marroquí y alude a su empleo en el sistema educativo (Benítez Fernández 2010: 87).

En 2001, el artículo 4 de la Declaración Universal para la Diversidad Cultural de la UNESCO crea un marco favorable para el reconocimiento de las lenguas vernáculas. En ese mismo año se crea el IRCAM, Institute Royal de la Culture Amazighe, para la promoción de esta lengua que, aunque no se refiere directamente al árabe marroquí, es un acontecimiento clave en la *Primavera de la dāriŷa*, pues el terreno conquistado por los bereberes supone un gran avance en el respeto a la diversidad lingüística que hace de Marruecos y del Magreb en general, un marco sociolingüístico en el que los debates sobre diversidad lingüística han germinado de modo más fértil que en otras zonas del mundo árabe con identidades más compactas.

En 2002 aparece un especial, el número 34 de la revista *TelQuel* – un semanario marroquí publicado en francés que aborda temas que eran hasta ese momento tabú[84], dentro de los cuales se encuentra la legitimidad del árabe marroquí–. Con el título *Darija, langue nationale* plantea

---

82 Los Estados Unidos intentaron, sin gran éxito, competir con ella con emisoras como Al-arabiyya o Al-Hurra mediante su principal aliado en la zona, Arabia Saudí, como señala El Oifi (2009).
83 El documento se encuentra disponible en <www.dglf.culture.gouv.fr>.
84 Goytisolo, de hecho, apunta, en una entrevista publicada primero parcialmente en el *Correo de Andalucía* el 9 de noviembre de 2010 y luego, por extenso, en *Mediterráneo Sur* (Luque 2010), la similitud del papel que está cumpliendo la revista *TelQuel* con el que en su día cumplió *Cambio 16* en la transición

sin ambages cuestiones como la estandarización del árabe marroquí y su enseñanza en las escuelas, y es considerado por Miller (2013b) y por nosotros mismos como un auténtico pistoletazo de salida para el debate público en torno al árabe marroquí, al que por ello dedicamos el apartado 7.2.

2003 es otro año importante en el auge del árabe marroquí porque es en el que se liberaliza el mercado audiovisual en Marruecos, que abrirá más adelante (2009) la puerta al doblaje de series televisivas a la *dāriŷa*. Ese mismo año Noureddine Ayouch, presidente de la fundación Zakoura, crea una cadena de televisión, Moufida, que emite en su totalidad en árabe marroquí y pretende, en palabras de su fundador, mostrar otra cara de Marruecos, un Marruecos que se mueve, emprendedor, que no es fatalista ni oscurantista y que participa en la construcción de un país democrático. Se trata pues de una cadena que ya emplea la lengua vernácula como lengua de educación.

En 2006, con la publicación *Nichane*, del grupo TelQuel, se introduce el empleo de la *dāriŷa* en titulares y entrevistas en alternancia con el árabe clásico. En diciembre de ese mismo año el primer ministro marroquí prohíbe la difusión del número de *Nichane* dedicado al humor con una portada muy elocuente sobre los tres principales tabúes en Marruecos, a saber: la religión, el sexo y la política, y dos de sus redactores, los mencionados Ksikes y Al Aji, son acusados judicialmente.

En 2007 la mencionada revista publica una serie de artículos en árabe marroquí. Tilmatine (2014) sostiene que es esta publicación, concretamente el editorial de Benchemsi (números 113 y 114 de agosto de 2007a) titulado *Feyn gadi bina a jouya?,* «¿Adónde nos llevas, tío?»[85], dirigiéndose en el lenguaje de la calle nada menos que al monarca, lo que supone un verdadero hito en el ascenso del árabe marroquí como instrumento de contestación.

En 2009 comienza el doblaje de teleseries al marroquí en la cadena 2M. Un año más tarde se producen en Marruecos las manifestaciones populares del 20 de febrero y en 2011 comienza en gran

---

española, pues «aborda con valentía todos los problemas reales de la sociedad marroquí actual».

85 Parafraseando un estribillo del mítico grupo Nas al ghiwan, que, aunque ellos lo negaban por motivos obvios, la gente consideraba dirigido a Hassan II y fue un hito de protesta en la generación de los setenta.

parte del mundo árabe la Primavera Árabe, en la que se suceden manifestaciones populares que dan voz a un deseo de libertad, de igualdad, de respecto a la pluralidad y de progreso que recurren a la lengua con finalidad subversiva[86].

En 2015, el CSEFRS (Conseil Supérieur de l'Éducation, de la Formation et de la Recherche Scientifique), presidido por Omar Azziman, se planteará la espinosa cuestión de la inclusión del árabe dialectal marroquí en la formación escolar.

Como vemos, los cambios en el ámbito lingüístico son acelerados y en Marruecos se producen de un modo más pronunciado que en el resto del mundo árabe por razones de tipo antropológico, social y político, pues la existencia de una población bereber en todo el Magreb es un hecho que ha propiciado que el debate sobre diversidad etnolingüística cale más hondo. Sin embargo, el reconocimiento del *amazigh* se está produciendo de una manera más explícita que el del árabe marroquí debido, en gran medida, a que el peso religioso del árabe clásico no actúa como freno en su avance, mientras que sí lo hace en el caso del árabe marroquí.

5.3. El paisaje multilingüe y su reflejo léxico

5.3.1. Introducción al multilingüismo en Marruecos

El crisol de lenguas y el complejo juego de lealtades que provoca, cristaliza de un modo muy patente en los préstamos que el árabe marroquí incorpora de las lenguas con las que entra en contacto. Marruecos se encuentra desde comienzos del siglo XX y, con más intensidad, en el nuevo siglo en una larga etapa de transición hacia la modernidad, en la que la apertura al exterior se solapa con el deseo de preservar sus propios referentes culturales. Los procesos de relexificación del árabe

---

[86] Buena prueba del mestizaje lingüístico como reivindicación implícita o inconsciente del mestizaje cultural es el grito de guerra de los subsaharianos que en la valla de Ceuta dicen *Yallah,* no siendo, como sabemos, el árabe la lengua materna de la mayoría de ellos.

marroquí reflejan claramente esta polaridad. Por una parte, las tendencias arabizantes visibilizan el deseo de mantener una tradición mítica orientalizante, mientras que por la otra, las palabras extranjeras dejan patente la apertura al exterior de gran parte de la sociedad. Así, el léxico árabe marroquí se nutre básicamente de dos fuentes lexificadoras: por una parte el árabe moderno –estándar o medio– gracias a la influencia cada vez mayor de las televisiones vía satélite, y las lenguas extranjeras, por la otra.

Recordemos que la presencia colonial –tanto española como francesa– puso su grano de arena en este proceso de «polinización» lingüística. En las décadas posteriores, en los años sesenta y setenta, los medios audiovisuales de comunicación, la radio y la televisión, fueron otras de las vías de transmisión de vocabulario de origen extranjero: galicismos, hispanismos y anglicismos. Esta influencia de los medios no ha cesado desde entonces, y los canales de la televisión española que se captan y se ven en Marruecos son cada día más numerosos, aunque últimamente, desde los años noventa, la llegada de las parabólicas ha supuesto un descenso en la cuota de telespectadores en favor de los canales de televisión árabe que emiten vía satélite[87]. Sin embargo, es curioso observar cómo parte del público femenino sigue viendo la televisión española (los seriales en español o en *dāriya* tienen una enorme aceptación entre las mujeres), mientras los noticiarios y debates de las parabólicas son los programas preferidos por los hombres.

Así, mientras la televisión española en el norte y las emisoras de radio o los canales de televisión marroquí en el resto del país que emiten total o parcialmente en francés, introducen modos de pensar y términos exógenos para expresarlos, las televisiones panárabes están contribuyendo a la arabización y a una cierta homogeneización lingüística entre países árabes, y, por ejemplo, mientras que algunos de los nuevos conceptos ligados a las relaciones personales se importan del español o del francés, muchos de los que se refieren a las relaciones políticas se adaptan y adoptan del árabe escrito.

Desde la década de los noventa, debido a la inmigración magrebí en España –marroquí en concreto–, se ha intensificado de un modo

---

[87] Incluso la Liga de fútbol española se sigue a través de la filial del grupo catarí Al Jazeera, BeIN Sports, antigua Al Jazeera Sport.

notable el flujo de palabras españolas. Por otra parte, puede decirse que el español se pone de moda en Marruecos desde ese momento no sólo por este aumento de la inmigración, sino también por el crecimiento experimentado por el país en las tres últimas décadas, que ha hecho que cada día sean más los estudiantes que eligen universidades españolas para realizar sus estudios coincidiendo, es cierto, con el relativo cierre de las universidades francesas. Todo ello sin olvidar la labor del Instituto Cervantes, que contribuye a consolidar dicho auge.

Por otra parte, el éxito de los seriales y *realities* de todo tipo de factura siro-libanesa (que llegaron a competir, antes del *boom* del doblaje al árabe marroquí (El Azami 2010) de los últimos años, con los sudamericanos) está provocando un cierto auge del árabe hablado en esa zona, primacía que hasta hace poco monopolizaba el árabe egipcio, pues era Egipto, como hemos dicho, el exportador de este tipo de material audiovisual para el resto del mundo árabe.

5.3.2. Fuentes lexificadoras del árabe marroquí en las últimas décadas

No obstante, no será hasta el nuevo siglo cuando, sobre todo, los jóvenes recurran a las nuevas tecnologías de un modo masivo; lo que en los noventa se hacía en los cibercafés se hace extensivo con los dispositivos portátiles. El auge tecnológico ha afectado, pues, a los países árabes, sobre todo a la población juvenil, que es claramente mayoritaria, y su reflejo lingüístico es, entre otros, el caudal de nuevas palabras de origen extranjero que, en diversas fases y de distinto modo, se han ido incorporando a la lengua hablada diariamente.

Esta irrupción de la tecnología es en muchos casos una brecha de la apertura al exterior del mundo árabe en general y de Marruecos en particular, tanto mediante las televisiones vía satélite (en los satélites Arabsat y Astra en menor medida) como mediante las comunicaciones por Internet (blogs y foros, pero sobre todo chats que posibilitan conversaciones en tiempo real). El éxito espectacular de esos medios radica en su modo de funcionamiento más democrático, participativo y pluralista, que da voz a la sociedad civil; gracias a ellos la expresión más individualista se apropia del espacio público, pues ahora la audiencia es anónima, indistinta e indiscriminada, y la deslocalización de la comunicación supone la abertura de un nuevo espacio de libertad. En este sentido, algunos autores como Ben Sellam (2009: 252) aluden incluso a las blogueras marroquíes como el «cuarto poder». Anderson y Eickelman (2009: 27–28) se refieren a éste como un discurso criollo, mixto y de convergencia que mundializa por la base. Thomas (2009) observa cómo Internet ha convertido, de hecho, en un mensaje global la prédica de carácter local de los telepredicadores en la red. Por todo ello, las comunicaciones por Internet, así como las parabólicas, son medios muy utilizados para «estar fuera estando dentro» y reflejan el momento de transición que atraviesa el Marruecos actual.

Efectivamente, y como reflejo de todo ello, en los últimos años han ido asentándose lo que podemos denominar *globalismos,* es decir, palabras que, fruto de la globalización, son prácticamente comunes en todos los idiomas con meras adaptaciones locales del término inglés. En Marruecos estos vocablos, anglicismos en su mayoría, son pronunciados normalmente a la francesa, de modo que, por ejemplo, «disco compacto» se dice *sedé,* y no **sidí,* del acrónimo CD, *compact disk* en inglés. Se trata de términos relacionados con la modernidad y los cambios que ésta ha ido introduciendo[88]. Los del ámbito tecnológico se unen a los términos relacionados con la inmigración y a los que aluden a conceptos propios de la vida moderna. Así, relacionadas con la tecnología encontramos numerosas adaptaciones de anglicismos y algunas de galicismos, términos como *siber* «cibercafé», *lanternet* «Internet», *parabol* «parabólica», *plasma* «televisión con pantalla de plasma», *fix* «teléfono fijo», *rezo* «cobertura», *portabl,* «teléfono móvil», *sarese, (re)sare* o *serer* «cargador», *baṭri* «batería», *empeṭrua* «mp3», *empecaṭr* «mp4», *aipod* «ipod», *mesanyer* o *esemes* (que se emplean para referirse a la dirección de correo electrónico pero, sobre todo, a los programas de chat, como el Messenger) o *fenetr* «ventana (del ordenador)». Entre los términos importados relacionados con la inmigración y la burocracia, encontramos voces como *fisa* «visado», *baṭera* o *paṭera* «patera», «mafia» y muchas palabras, tomadas del francés en su mayoría, de los

---

[88] Como afirma Benítez Fernández (2010: 47), el inglés es la lengua de los neologismos en los departamentos de ciencia, tecnología o ciencias de la salud en la enseñanza superior y en los centros de investigación.

ámbitos relacionados con los modos de vida actuales como, por ejemplo, *riŷīm* «dieta», *anorexí* «anorexia» o *aparṭmon* «apartamento».

Como se puede observar, los términos relacionados con la tecnología suelen ser anglicismos pronunciados a la francesa y galicismos propiamente dichos, mientras que los relacionados con la burocracia se suelen tomar del español en la zona norte y del francés en el resto de Marruecos.

Este corpus de neologismos muestra elocuentemente los fenómenos que caracterizan el panorama sociolingüístico marroquí en época reciente: la apertura al exterior, la importancia de los medios de comunicación, el cambio lingüístico impuesto por las redes sociales o el auge de la tecnología que hacen de la nueva identidad marroquí un elemento de confluencia complejo, dinámico y mixto y no circunscrito a fronteras físicas. En este sentido, autores como Spotti (2012) defienden esta conciencia de carácter policéntrico en la construcción de la identidad y el uso de la lengua no adscrita a un grupo o a unas fronteras políticas, contrariamente a lo que planteaban las ideologías modernistas del lenguaje, que tendían a etiquetar las lenguas según los ámbitos estatales que, con sus correspondientes actuaciones en la educación, construyen un modelo de nación. Este autor propone una nueva comprensión y valoración del multilingüismo que dé cuenta de la complejidad identitaria y de la realidad sociolingüística de los alumnos inmigrantes. Gandolfi, por su parte (2012: 150), pone sobre la mesa la cuestión del compromiso de los docentes en aplicar una pedagogía que reconozca que las dinámicas culturales están abiertas tanto a nivel local como global, y que sea capaz de deconstruir y reconstruir las interpretaciones esencialistas de las identidades y de las culturas.

6. Elementos de convergencia de las variedades de árabe marroquí

6.1. Introducción

En el capítulo anterior vimos las fuerzas centrífugas que existen en todo paisaje multilingüe. En éste veremos la tendencia inversa y complementaria: las fuerzas centrípetas de convergencia lingüística. Por *convergencia lingüística* entendemos un proceso, no necesariamente irreversible, de cambio lingüístico caracterizado por una fusión de las diferentes hablas mediante la incorporación simultánea de un mismo *input* lingüístico –ya sea éste de carácter léxico, morfológico o fonético– en los diferentes dialectos de una misma lengua, que en este caso es el árabe marroquí. Messaoudi hace referencia en estas palabras a la convergencia que se produce en Marruecos entre las hablas rurales y las urbanas:

> Ce mouvement montre que les locuteurs s'accommodent –aussi bien les citadins que les ruraux– et qu'ils tendent vers une communication optimale, en faisant des efforts de part et d'autre et en capitalisant les traits de l'une et l'autre variété… au bénéfice d'un nouveau parler commun. (2004: 237)

Vicente (2007: 136–138) observa esta tendencia a la convergencia del habla de los inmigrantes marroquíes asentados en Zaragoza como reflejo de la evolución del árabe hablado en Marruecos.

En este capítulo haremos un análisis de dos cuestiones concretas que propician esta convergencia y que están contribuyendo a otorgar centralidad a la *dāriyà* y a la consiguiente fluidez diglósica. La primera de estas dos realidades es la amplia difusión de un registro «creado» a partir del doblaje al árabe marroquí de algunas series televisivas de la cadena marroquí 2M[89], mientras que la alternancia de códigos –con su alto rendimiento funcional– es la segunda.

El análisis de casos que estudiamos a continuación se centra, como hemos adelantado, en el uso que los alumnos de origen marroquí hacen de su lengua materna dentro de la clase. Es curioso comprobar cómo les resulta divertido, por lo transgresor, poder usar su propia lengua dentro del aula sin ser por ello reconvenidos por el profesor[90]. La posibilidad de hacer un uso profuso de la lengua vernácula en el aula por razones pedagógicas ha hecho posible constatar que ésta está sometida a una serie de influencias y cambios, de los que destacamos dos: los que reciben desde fuera a través de los distintos medios de comunicación y aquellos que desarrollan como estrategia lingüística endógena de adaptación, en especial la alternancia de códigos[91].

Una de las primeras etapas a superar en el viaje simbólico del árabe marroquí desde los márgenes al centro era la dispersión inherente a las lenguas orales no estandarizadas, y en este sentido tanto la alternancia de códigos como el doblaje actúan como elementos de convergencia que posibilitan dicha transición. Veamos cómo.

6.2. El doblaje a la *dāriya* como factor de estandarización

La estandarización del árabe marroquí es un proceso complejo que Moscoso (2006) resume en tres grandes vectores, a saber: la urbanización, la alfabetización y el papel de los medios de comunicación en la expansión del dialecto de las grandes ciudades del país. Además de

---

89   Es importante señalar que en el caso de las familias marroquíes, el seguimiento de la programación televisiva de las televisiones árabes, y en particular la marroquí 2M, constituye la principal fuente de ocio.

90   Por lo general, a los alumnos extranjeros se les suele desaconsejar, cuando no prohibir, hablar en sus lenguas entre ellos durante las clases por considerar que tal hábito pudiera retrasar su aprendizaje del español. Sin embargo, numerosos estudios con los que coincidimos atestiguan lo contrario.

91   En este sentido, las clases están suponiendo una oportunidad para el atisbo de un nuevo paradigma en la enseñanza de lengua y cultura de origen.

este dialecto de las tres urbes del centro del país (Rabat, Casablanca y Fez), en los últimos años han alcanzado especial visibilidad mediática tanto el marroquí septentrional o norteño, también denominado *šamali* (Tetuán, Tánger y Chaouen), como el dialecto de Marrakech, gracias a la emisión de varias teleseries rodadas en ambas variedades[92].

Por lo que respecta a los factores de convergencia que inciden sobre el habla de los colectivos marroquíes residentes en el extranjero y en especial en la segunda y tercera generación, destaca el papel de los medios de comunicación, sobre todo de la televisión vía satélite[93], de Internet y de la telefonía móvil, puesto que acaparan el grueso del tiempo dedicado al ocio –y parte del dedicado a la formación– de gran parte de los jóvenes. La lengua que los alumnos utilizan para comunicarse a través de estos sistemas es el árabe marroquí y, al igual que el resto de jóvenes marroquíes, participan del mismo sistema de transcripción[94], que emplean asimismo para tomar apuntes en clase, cuando aparecen por ejemplo nombres propios, topónimos, etc. Es el caso de palabras como *Muḥammad (Mu7ammad), Corán (9or'an)* o *'Ali (3ali)*, y se trata de un fenómeno de convergencia en la transcripción originado también por los medios de comunicación.

Pero ha sido sobre todo el doblaje de series televisivas al árabe marroquí para escenificar una pretendida espontaneidad guionizada, fenómeno reciente pero de gran calado, lo que ha supuesto un gran

---

92   Tal es el interés que despiertan estas series que resulta curioso comprobar cómo los alumnos del tercer ciclo de primaria y primero de secundaria recurrían frecuentemente a Internet (YouTube) para ver los capítulos atrasados de la series dobladas al árabe marroquí, sobre todo *Manar*, o visionar de nuevo capítulos ya vistos en versión original para incluso descubrir, algunos de ellos, que los emitidos por 2M habían sido objeto de censura.

93   Por ejemplo, *Ḥusayn w Ṣafia* es un programa de la cadena 2M ambientado en el norte entre Tetuán, Tánger y Chaouen, con un habla netamente de Yebala y protagonizado por los actores de moda en ese momento (empezó su emisión en marzo del 2011). Era la primera vez que en una serie de éxito usaban el acento del norte antes del celebérrimo serial, adaptación de *La casa de Bernarda Alba*, llamado *Lalla Mnana*.

94   Llama la atención el hecho de que este sistema de transcripción es empleado también por los alumnos que no habían sido escolarizados en Marruecos y, como consecuencia, desconocían dicha grafía.

avance en el reforzamiento[95] de la *dāriŷa* en los últimos años. La decisión de la cadena marroquí de mayor audiencia, 2M, de doblar a la *dāriŷa*[96] series mejicanas, indias y alguna española y con posterioridad turcas[97], es una de las más importantes iniciativas empresariales que resultaba inconcebible hasta entonces (El Azami 2010). En virtud del impacto social de estas series, de su altísimo seguimiento[98] dentro y fuera de las fronteras del país y de su comprobada influencia lingüística, se puede inferir que el doblaje se está consolidando como elemento de estandarización de la *dāriŷa*[99] (Ziraoui 2010). En nuestro trabajo de campo sobre el consumo de la televisión basado en la realización de breves entrevistas a informantes de origen marroquí de ambos sexos que viven en la provincia de Almería y cuyas edades, como hemos dicho, oscilan entre los 6 y los 16 años, se ha podido comprobar que, gracias a estas series dobladas, los niños muestran una alta conciencia metalingüística y que tanto las series marroquíes como las dobladas a la *dāriŷa* suelen ser tema de conversación con sus amigos y familiares tanto en Marruecos como en la diáspora, pues, no lo olvidemos, se trata

---

95   Moustaoui profundiza ya en 2007 en la cuestión del reforzamiento de la *dāriŷa* en su tesis doctoral.
96   La cadena va dejando cada vez más atrás la importación de series dobladas en árabe clásico o en dialecto siro-libanés.
97   Aunque los seriales turcos eran seguidos por el público marroquí a través de otras televisiones árabes, el seguimiento masivo empezó después de su doblaje a la *dāriŷa*. Estos seriales son un fenómeno en todos los países árabes porque, además de contar con los mismos ingredientes que los de otras nacionalidades, cuentan con «protagonistas musulmanes» (Lucini 2011: 33) y contribuyeron, junto con la política de Erdogan en el Oriente Medio anterior a la guerra de Siria, a acercar Turquía al mundo árabe.
98   Según Ziraoui (2012), Marruecos es el único país del continente africano que dispone de un estudio general de medios, que muestra, entre otras cosas, que se dedican un promedio de ocho horas al día a ver televisión. Una parte importante de las mismas se emplea en ver las series dobladas a una «*dāriŷa* inventada» para ser seguidas por todos los telespectadores marroquíes sin dificultad.
99   El momento que sirvió de «inspiración» para esta observación se produjo al escuchar a una de las alumnas llamar *blada* (pl. de *balīd* 'necio') a dos de sus compañeros con el consiguiente enojo de éstos, habiendo todos ellos oído, por primera vez, la palabra *balīd* en la serie mejicana *Ayna Abi*. Pudimos así comprobar que éste y otros términos tomados del árabe escrito habían pasado a formar parte, de manera estable, del léxico de la mayoría de los alumnos.

de redes familiares altamente transnacionales[100]. Para ver con mayor detalle el alcance homogeneizador de las series dobladas en *dāriÿa*[101], lo primero que debemos recordar es que los telespectadores árabes en general están acostumbrados al árabe egipcio y, en los últimos años, también al siro-libanés. Además, las producciones de países no árabes emitidas por las televisiones marroquíes, en particular las latinoamericanas y en los últimos años también las turcas, indias e incluso japonesas, solían ser dobladas en Líbano.

Efectivamente, la decisión por parte de la cadena 2M de empezar a doblar en *dāriÿa* telenovelas latinas[102] y de otras nacionalidades ha supuesto un cambio radical en la cultura televisiva, que ha permitido alcanzar audiencias récord debido, entre otras cosas, a la incorporación de un público nuevo, como es el caso de los jóvenes de la segunda y tercera generación de marroquíes residentes en el extranjero en los que hemos basado nuestro análisis, al igual que de todos aquellos que

---

100 En este trabajo se ha podido comprobar, además, que:
- La mayoría ve casi exclusivamente cadenas árabes y, aunque prefieren programas en *dāriÿa*, no es sin embargo un factor decisivo a la hora de escoger canal.
- El consumo diario de televisión de los niños en número de horas es similar al que se da en Marruecos, 4 horas y media al día.
- Los seriales o culebrones doblados a la *dāriÿa*, tanto los de nueva emisión como las reposiciones, son el espacio común seguido por los dos sexos y las tres franjas de edades (6–9, 10–12, 13–16).
- Los de la franja inferior (6–9), los más jóvenes, dedican unas dos horas a ver dibujos animados en árabe clásico por las televisiones MBC3 y SPACE2, especialmente *Sponge Bob (Bob Esponja)*.
- La serie que más pasión despierta en ellos es la turca *Manar*.

101 Miller (2012) hace referencia a la posible conformación de una *coiné* gracias al doblaje de teleseries al árabe marroquí.

102 En junio del 2010 se estaba emitiendo la telenovela *Diablo*, cuyo título no se ha traducido al árabe. Tenía, comparativamente hablando, un seguimiento menor por parte de los alumnos que la anterior, *Ayna Abi,* cuyo protagonista principal es un niño de diez años llamado Frijolito (título de la versión original). Hasta aquel momento se habían doblado a la *dāriÿa* y emitido por la cadena 2M tres telenovelas mejicanas (*Ana, Ayna Abi* y *Diablo*), una india (*Vaidehi*) y una turca, *Matensanich,* más conocida por *Julud*. El gran fenómeno en este sentido es la serie *Samehni* conocida asimismo por el nombre de su protagonista, Manar, que se emite con un seguimiento masivo, tanto dentro como fuera de Marruecos, desde el 2012 y que cuenta ya con más de mil doscientos capítulos.

seguían con dificultad las series dobladas en dialectos medio-orientales. Se trató de una audaz decisión empresarial, en la que subyacía, y que a su vez generó, una nueva conciencia lingüística, algo auténticamente insólito en el paisaje audiovisual marroquí. La primera gran serie que acaparaba la atención de los alumnos y de audiencias millonarias en Marruecos (con cuotas de pantalla cercanas al 60 %) llevaba por título *Ayna Abi*[103] («¿Dónde está mi padre?»). El seguimiento masivo de la serie dentro y fuera de las fronteras del país queda de manifiesto en el comentario de muchos informantes: *Frijolito u Margarita ga' ka y-tfaryu l-o f-el-Maġreb kamel*, la serie es vista por todo Marruecos[104].

En el árabe hablado de la serie abundan palabras en árabe clásico, que es también, como señaló Youssi en el IV Congreso Árabe Marroquí en abril de 2010 (Youssi 2011), un factor de estandarización cuyo efecto es parecido a lo que Moscoso señala como un «factor relevante» en relación al

> aumento del índice de alfabetización que está haciendo que el árabe clásico se abra paso en el árabe marroquí mediante la incorporación de voces y giros que están pasando a ocupar un lugar en la estructura de éste. (Moscoso 2006: 127)

Se trata de palabras como *sa'āda, ta'āsa, maṭbaj, quwwa, mudmin, muhimma, sayyara*, «felicidad», «desgracia», «cocina», «fuerza», «alcohólico», «tarea» y «coche» respectivamente, e incluso algunas otras que suponen auténticos hallazgos para nuestros informantes, pues no sabían cómo se podían decir en *dāriya* palabras como *šabaḥ* «fantasma» o *kābus* «pesadilla, espectro»[105].

---

103 Como puede observarse en la sinopsis que reproducimos a continuación, el argumento de estas tramas sigue una estructura arquetípica: Una joven cantante llamada Margarita conoce a un estudiante de medicina con el que tiene un breve y furtivo idilio del que nace un niño (Frijolito). Años más tarde aquél joven estudiante, Ignacio convertido ya en médico conoce sin saberlo a quien resulta ser su hijo. La (re)conquista de Margarita por parte del doctor Ignacio con la ayuda del hijo de ambos constituye en esencia la intriga de la telenovela emitida durante más de cuatro meses en horario de máxima audiencia.

104 El informante hace referencia a la serie, como suele ser habitual, no por su título, sino por el nombre de dos de los protagonistas principales que, en esta serie, son madre e hijo.

105 Cada uno de los personajes principales de la serie, de un total de veinticuatro, divididos en doce parejas, se caracteriza por un léxico propio, una o dos

De este modo, la *dāriŷa* de las telenovelas resulta aglutinante de muchas variantes del árabe marroquí. De hecho, una informante nos comentó que empezó a seguir la telenovela *ḥit ka y-hadr-u fḥal-na f Ṭanŷa* «porque hablan como nosotros en Tánger», momento en que una compañera de Beni Mellal replicó que en la serie hablaban como en Beni Mellal y otro, que lo hacían como en Suq Larba'. Se ha seleccionado este ejemplo por tener las dos últimas ciudades poca influencia lingüística sobre el conjunto del país e ilustrar de este modo la eficacia de la iniciativa sociolingüística de crear un «estándar» equidistante del resto de las variantes del país, pues es bien sabido que el éxito de esas producciones es directamente proporcional a la medida en la que el espectador se identifica con algunos de los personajes. En palabras de su productor, Chraïbi: «Nous avons dû créer un nouveau langage»[106]. Efectivamente, se buscaba un nuevo registro que no estuviera asociado con ninguna variante en particular y con todas en general. Un dialecto, en definitiva, que no fuera demasiado de Rabat ni demasiado de Casablanca ni demasiado de Tetuán, ni de Fez, etc.; en palabras del mismo responsable de la productora: «Une nouvelle darija, qui ne soit ni trop casablacaise, ni trop fassie, ni trop chamalie, ni trop trop vulgaire», una variedad lingüística que todas las zonas del país asumieran como propia. Se buscaba, asimismo, la convergencia de registros y, como la serie debía ser seguida por toda la familia, se evitó el registro *zanqawi,* el habla vulgar, literalmente «callejera», como afirma Ziraoui (2010).

Estas medidas de «planificación lingüística implícita» demuestran la voluntad de llegar a todos los públicos a través de la lengua que realmente conocen y comparten todos los marroquíes. Sabemos, insistimos, que el éxito de estas producciones radica en que todo el mundo se pueda identificar con alguno de los personajes, y la convergencia lingüística es una buena vía para ello. La difusión de un dialecto creado a partir de varios al que se incorporan palabras del árabe clásico (en un ejercicio de alternancia de códigos diglósica) amplía la franja que

---

palabras que los alumnos acaban por identificar. *Balīda*, por ejemplo, es la expresión a la que Chantal, la archienemiga de Margarita, la protagonista, recurre para insultarla.

106 Extraído de Ziraoui (2010).

Youssi denomina *Middle Moroccan Arabic* o árabe medio, que es, como hemos dicho, una variedad intermedia que está cobrando progresivo protagonismo en el *continuum* diglósico.

6.3. La alternancia de códigos en el aula

Durante este periodo de observación nos percatamos, asimismo, de una estrategia endógena que desarrollan los alumnos inmigrantes en su proceso de integración lingüística: el uso de la alternancia de códigos[107] como parte de un proceso de adaptación en el que destaca el intenso deseo de adquisición de la lengua de acogida, el español en este caso.

En todo nuestro corpus se puede observar también que algunos de los términos exógenos que son importados por los hablantes son susceptibles de convertirse en préstamos y pasar a formar parte de su lengua materna. Asimismo, se dan con frecuencia lo que López Morales (1989: 219–220) llama *interferencias*, esto es, alternancias que producen, por una transposición indebida con la lengua materna, un efecto agramatical, como en frases del corpus del tipo *sandia ldid* «la sandía está *sabroso*». Es de destacar un alto índice de alternancias oracionales en las que lo que se transfiere no es una palabra sino una oración, como se ve en frases pronunciadas durante la clase, del tipo *jeş-ni n-calcular el-problema* «tengo que calcular el problema» o *ma qdar-t ši n-terminar el-tarea* «no pude terminar la tarea».

Así, el hecho de introducir la *dāriẏa*[108] para acompañar al español en el desarrollo de la asignatura ha permitido comprobar el efecto sinérgico de la alternancia de las dos lenguas en el aula. Esta alternancia produce a su vez un efecto de redundancia altamente pedagógico, pues

---

107 Jaoui (2015) se ocupa de la alternancia de códigos en el aula, más concretamente en la escuela pública marroquí.

108 Resultaba curioso comprobar que para muchos de los niños nacidos en España o llegados a una temprana edad, tanto el árabe, la *dāriẏa* e incluso el bereber son sinónimos y se refieren a ellos con la expresión *marroquino*, que suele englobar también la nacionalidad, la religión y, en definitiva, todo lo que hace referencia a su mundo familiar.

se consigue un repaso de los contenidos teóricos y de los de carácter puramente lingüístico, glosodidáctico, no necesariamente buscado. La clase, impartida como decimos de forma bilingüe y con un empleo frecuente de alternancias, pasaba así a convertirse simultáneamente en una clase de aprendizaje y/o refuerzo del español que da respuesta al anhelo de los recién llegados por aprender esta lengua para su pronta integración.

Se ha podido comprobar también que el hablante recurre a la alternancia de las dos lenguas en una misma intervención en actos de habla específicos como los que ya describe Fasold (1984: 203) en otras comunidades diglósicas[109]. En estas comunidades, el empleo de la denominada *variedad elevada* se hace para dotar de autoridad y veracidad al discurso, al tiempo que confiere mayor seriedad a la hora de dirigirnos a un menor. Estas funciones se han comprobado reiteradamente en el aula con la diferencia importante de que la alternancia en este caso no era diglósica, sino entre el árabe marroquí y el español. Así, la orden *¡sektu!* pronunciada en mitad de una proposición en español resultaba tener un tono mucho más autoritario que la palabra «¡Silencio!». A su vez, *beṣṣaḥ* otorgaba mayor legitimidad a lo que se decía que la expresión «de verdad», y *had e-šši muhim bezzāf* les resultaba más contundente que exclamar «esto es muy importante».

Además de consolidar el español aprendido mediante las alternancias y dotar de legitimidad al discurso, cabe añadir su empleo como medio de enseñanza en el seno de la familia. Es el caso de muchos alumnos que alternan el español con el árabe para enseñar esta lengua, a sus madres por ejemplo. A tal fin emplean, como ellos mismos declaran, frases como *ara l-i l cuchillo* en vez de *ara l-i l mus* «dame el cuchillo».

---

109 En estas comunidades se produce una alternancia entre la lengua vernácula y la variedad elevada del *continuum* diglósico llamada «alternancia de códigos diglósica». En el caso de la *dāriya*, esta alternancia se produce con el árabe clásico.

6.4. La convergencia interdialectal producida por la alternancia de códigos

Al realizar todos los alumnos la alternancia con una misma lengua, la española –contrariamente a lo que se produce en Marruecos, donde en la parte central y sur del país la alternancia se hace con el francés–, se refuerza dicho efecto de convergencia lingüística, con la consiguiente aminoración de las diferencias diatópicas de origen. Tiene lugar, pues, un cierto acercamiento al registro hablado en la zona norte de Marruecos, que se encontraba a su vez en los márgenes del árabe marroquí.

Así, nuestros informantes, que, como hemos dicho, proceden tanto de la zona norte como del interior y sur de Marruecos y utilizaban muchas palabras e incluso expresiones de origen francés, recurren ahora a un alto índice de préstamos del español en sus hablas, y resulta curioso comprobar cómo, efectivamente, este hecho produce una impresión de acercamiento entre sus hablas. Palabras como *bandar* «invernadero», *corda* «cuerda», *pista, pepino, parada, rueda*, etc.[110], han pasado a constituir parte del léxico común en sustitución de las habitualmente empleadas *plastic, l-ḥbel, piste, jyar, stasion, pnue*, etc. Así, la frase *tfešā-t el-pnue* («se me ha pinchado la rueda») de los procedentes de la zona francófona se transformaba al cabo del tiempo, de forma imperceptible y en boca del mismo hablante, en *tpintchatl-i e-rrueda* («se me ha pinchado la rueda»); *jdī-t e-ṭṭobus f el-parada* («he cogido el autobús en la parada») reemplaza a la expresión *jdī-t l-car f stasion*, que hubiera dicho al llegar, o *ġad n-emši n-ermi l basura* («voy a tirar la basura») que sustituye –según confiesa sorprendido por la evolución y el cambio, del que toma conciencia en un ejercicio de reflexión metalingüística, el propio informante– a *ġad n-emši n-ermi e-zzbel*.

Por otra parte, la situación lingüística marroquí es, como sabemos, la de un *continuum* diglósico –que algunos autores han calificado de triglósico, tetraglósico o incluso pentaglósico–, caracterizado, como afirman de Ruiter y Ziamari (2014: 90), por un equilibrio inestable entre el árabe literario y el dialectal, y por la convergencia de registros:

---

110   Abundan, como podemos ver, términos propios del entorno dominado por la actividad agrícola que se desarrolla en los invernaderos.

el árabe marroquí como lengua materna –expresado en alguno de sus dialectos, ya sean de la zona norte, centro o sur–, el árabe marroquí moderno –un registro intermedio entre el primero y el siguiente– y el árabe clásico, moderno o estándar[111] –empleado en la administración, la educación y los medios de comunicación– gracias a la alternancia de códigos diglósica, a la que se recurre, sobre todo, para tratar temas relativos a la tradición.

Se observa, pues, una ampliación del abanico de funciones de la alternancia de códigos que propusimos con anterioridad[112], añadiendo a funciones como la de dotar de autoridad al discurso otorgándole intensidad emocional y una clara finalidad glosodidáctica, una función cohesiva de las distintas variedades diatópicas por una parte y de éstas con registros más elevados, por otra.

---

111   Estos niveles de lengua cuentan a su vez con múltiples subvariedades.
112   Herrero (1996: 149).

7. El árabe marroquí en el registro escrito

7.1. Introducción

Además de los procesos de progresiva estandarización que hemos visto el capítulo anterior, otro de los aspectos que contribuyen al reforzamiento de la *dāriŷa* es su tránsito al registro escrito ya que hasta hace bien poco las manifestaciones escritas del árabe marroquí se circunscribían a cuestiones prácticas como el código de circulación o dos ámbitos precoces en el empleo de la *dāriŷa*, el registro publicitario y el humorístico con antiguas publicaciones como *Ajbār a-ssūq* y *Al-Usbu' a-ḍḍāḥik*[113].

Este traspasar las fronteras de la oralidad que está acometiendo la *dāriŷa* va más allá y ha llegado incluso al ámbito literario: algunos autores marroquíes escriben ya en esta lengua. La *dāriŷa* no es ahora empleada en literatura sólo esporádicamente para, por ejemplo, dar voz a personajes populares, como ocurría con anterioridad, sino que, concretamente la poesía, está conociendo un proceso de oralización con un uso profuso de la *dāriŷa* sobre todo gracias al resurgir de un género, el zéjel[114], en el que la lengua imprime al texto ese latido personal y la flexibilidad y frescura imprescindibles para una estrofa caracterizada por la libertad no sólo métrica, sino también emocional y expresiva[115]. Escritores marroquíes como Murad 'Alami, Driss Mesnawi, Aziz Regragui, 'Adel Latefi, Murad Qadiri, Ahmed Lemsiyeh, Nihad

---

113   Sobre el empleo de la *dāriŷa* en la prensa escrita consúltense Brigui (1990) y Miller (2010).
114   El árabe marroquí como lengua poética ya estaba presente en un género tradicional marroquí como es el *malḥūn,* que Guessous (2014) recopila en una antología.
115   Aragón Huerta (2015) dibuja un recorrido de los autores que como Ahmed Lemsyeh cultivan el zéjel contemporáneo, un género de poesía culta que comenzó a cultivarse a partir sobre todo de los años noventa.

Ben Aguida[116], Larbi Aichane, 'Ali Marzouq o Youssouf Amine[117] se han unido a esta iniciativa de escribir en árabe marroquí, contribuyendo a dignificarlo sin complejos, utilizándolo como lengua literaria, como lengua de cultura, en definitiva[118].

Del ámbito académico también han surgido iniciativas en este sentido, como los intentos de dotar al marroquí de un código escrito cosa que ya ocurre con el árabe egipcio. Así, por ejemplo, el profesor Youssi ha traducido obras de la literatura clásica universal como *El Principito* al árabe marroquí[119].

Pero en el paso de la oralidad a la escritura es el cibertexto el registro en el que, como apunta Miller (2010), el tránsito de la *dāriŷa* al ámbito escrito está siendo más rápido. Este registro está teniendo gran protagonismo como agente espontáneo de cambio lingüístico, además de social, por su capacidad de difusión viral de la información y la capilaridad de las comunicaciones, aspectos que son fundamentales en los movimientos sociales desde comienzos del nuevo siglo. Este registro se caracteriza, como sabemos, porque su soporte es el escrito pero está regido por las normas de la oralidad: la economía, la coloquialidad, la informalidad, la rápida interacción y la espontaneidad, características que la *dāriŷa* reúne y que motivan su empleo profuso en los medios de comunicación. De hecho, en los foros de Internet emerge, como afirma Chevalier (2009: 214), un periodismo ciudadano en el magma de la llamada Primavera Árabe.

En efecto, el árabe marroquí comienza a emplearse no sólo en los medios de soporte tecnológico, sino también en los medios tradicionales como la televisión, sobre todo en los programas de tipo cultural[120], y en la radio, en emisoras como Aswat, RTM, 2M, Chada FM o

---

116   La autora ha realizado una antología marroquí del zéjel, además de una selección de zéjeles en soporte sonoro titulada «ها وجهي...ها وجهگ».

117   Este último autor explica sus razones para hacerlo en un vídeo de YouTube titulado *Writing on Morocco*.

118   Pérez Cañada y Salinitro (2010) aportan un apéndice con obras publicadas en árabe marroquí desde 1983. Aziz Regragui y Mourad Alami tienen, por poner un ejemplo, sendas novelas en árabe marroquí.

119   *Le petit Nicolas* ha sido traducido al árabe marroquí, al argelino y al tunecino.

120   Como el programa *Ktab 9rito* en 2M para el estímulo de la lectura.

Hit Radio, y comienza a ser utilizado también en ámbito escrito, en la prensa «seria», en periódicos como el desaparecido por falta de financiación *Al-amal,* que surgió en 2006 con la vocación de utilizar un lenguaje directo y un vocabulario accesible, o *Jbar blādna*[121], una revista semanal dirigida al público femenino, ambas con una clara intención educativa. Otras publicaciones periódicas que introducen fragmentos en árabe marroquí son *Al-Jarida, Al-Gournal, Al-Massae* o *Lalla Fatima,* aunque sin duda el caso más visible es, como vamos a ver, el de la revista *TelQuel*. En este proceso de vernacularización de la prensa en el mundo árabe, Miller (2010) distingue tres grandes tendencias: por una parte, los medios estatales que promueven la política lingüística estatal; por otra, los medios internacionales que abren el abanico lingüístico y, por último, los medios nacionales privados, que refuerzan el plurilingüismo y las lenguas locales.

Esta conquista de la escritura se hace patente en fenómenos que veremos en este capítulo como el célebre caso Benchemsi[122] y el alarmismo con el que la cuestión era, y continúa siendo, percibida en el debate político mediático por una parte de la prensa y de la opinión árabe general, no sólo marroquí.

7.2. El caso Benchemsi

Aunque el poder político, el gobierno en particular, ya había sido en más de una ocasión objeto de sátira por parte de la prensa escrita (y también por parte de algunos humoristas, en especial el célebre Bziz), desde la última etapa de Hassan II con el socialista Abderrahman Yousfi en la jefatura de Gobierno desde 1998 hasta 2002 (hasta 1999 con Hassan II y hasta el 2002 con el monarca actual, Mohamed VI), no es

---

121   Para más información sobre esta publicación consúltese Langone (2003: 143–151).
122   Aguadé (2012: 441–464) hace un análisis pormenorizado.

hasta el caso Benchemsi[123] cuando el fenómeno entra, podemos decir, en erupción[124].

Se trata de la polémica suscitada primero por un editorial publicado en la revista *Nichane* (números 113–114, agosto de 2007) y el caso judicial correspondiente, y, posteriormente, por el número de la revista *TelQuel* del 17 de noviembre del mismo año.

La consecuencia del editorial fue, entre otras, un proceso incoado a Ahmed Benchemsi, director de publicación de los dos semanarios, *Nichane* y *TelQuel*, que fue inculpado con arreglo al artículo 41 del código de prensa por «falta del respeto debido a la persona del rey», al que se dirige en árabe marroquí y con la forma coloquial de tratamiento[125] «tío», literalmente «mi hermano». Dicho artículo resultaba polémico por dejar amplios poderes en manos de la administración y ya había sido objeto de negociaciones políticas para su modificación durante el tramo final de la legislatura anterior (2002–2007). Tal enmienda no se produjo finalmente, por la fuerte oposición de algunos sectores de la administración reacios a permitir una prensa que se autorregulara a través de un código deontológico propio, que era, en definitiva, lo que estaba en litigio. El uso del árabe marroquí para dirigirse al Jefe del Estado es considerado por la fiscalía como una falta de respeto, pues, al emplear el «lenguaje de la calle», vulgariza ámbitos como la monarquía, que para el inconsciente colectivo han sido percibidos como intocables y sagrados. Esta sacralidad de la monarquía estriba en que no representa sólo el poder político, sino que se encuentra en el núcleo del poder simbólico como representante de la tradición cultural y religiosa encarnada en la figura del rey, que por ello recibe el tratamiento de *Amīr*

---

123   Hemos optado por denominarlo «caso Benchemsi» por considerar que la polémica se genera a partir de dos de sus editoriales en dos semanarios diferentes, uno en *Nichane* y otro en *TelQuel*.

124   La repercusión de la editorial fue tal que alcanzó incluso a figuras como Juan Goytisolo, autor muy vinculado al panorama intelectual marroquí y con gran proyección internacional, quien, por poner un ejemplo cercano, en su estancia en Almería en una declaración personal afirmaba haber escrito el artículo del 24 de noviembre de 2007 en el diario *El País* sobre el tema del ascenso del árabe marroquí (Goytisolo 2007) como una muestra de apoyo.

125   Para más información sobre las formas de tratamiento en árabe marroquí así como su función sociolingüística consúltese Herrero (2008).

al-mūminīn, «Príncipe de los Creyentes»[126]. Así, escribir en *dāriŷa*, empleando un tono coloquial y cercano para dirigirse al monarca ha supuesto algo más profundo que un cambio lingüístico: es nada menos que el intento de fractura de un tabú, pues hasta hace bien poco tal comportamiento hubiese sido considerado no sólo políticamente incorrecto, sino inconcebible. Las sucesivas reacciones, tanto dentro como fuera de las fronteras marroquíes, han sacado a la luz toda una nueva generación que no está dispuesta a menospreciar la lengua con la que se expresa, se desarrolla y, sobre todo, se abre al mundo a través de las nuevas tecnologías[127].

Posteriormente, en un número de *TelQuel* del 17 de noviembre de 2007, Benchemsi defiende claramente la centralidad de la *dāriŷa*. De él extraemos las siguientes citas, que resumen a nuestro entender –aunque lo hacen en un tono combativo y, en más de un momento, vehemente– este proceso de transformación sociopolítica. Este cambio está produciendo a su vez, un cambio de mentalidad y, más concretamente, de conciencia lingüística en Marruecos, pues, como comprobamos a continuación, en dicha editorial se concibe la *dāriŷa* en términos de lengua nacional y se recuerda su utilidad administrativa y el carácter ideológico de su denominación relativamente despectiva como «dialecto»:

> C´est donc, véritablement, notre et unique langue nationale, même si beaucoup continuent à l'affubler aujourd'hui encore, du sobriquet dépréciateur de 'dialecte'. Il n'est pas anodin de constater que le seul document officiel en marocain reste à ce jour le code de la route. (Benchemsi 2007b: 4)

Su autor recuerda la contradicción que supone, por una parte, declararla «lengua materna» de todos los marroquíes y, por otra, el mantenimiento de su estatus de variedad meramente coloquial: «Une langue que la très officielle Comission Speciale pour l'Éducation et la Formation (COSEF), instituée par le roi en personne, a même qualifiée de langue maternelle des marocains» (2007b: 5). Subraya su carácter moderno y

---

126   De hecho, la Constitución marroquí de 2011 en su artículo 23 sigue calificando a la persona del rey como inviolable y sagrada.
127   Resulta curioso comprobar cómo en la cuestión de las tecnologías de la comunicación se ha ido produciendo una especialización según los medios. Así, las parabólicas y el fenómeno Al Jazeera son el vehículo de expansión de la *fuṣḥà*, mientras que Internet lo es de la *dāriŷa*.

actual y su nueva función cohesiva para la identidad juvenil marroquí: «Le marocain est donc une langue vivante, moderne, actuelle, dans la quelle tous les marocains –en particulier les jeunes– se reconnaissent» (2007b: 5).

El editorial continúa con toda una declaración de lealtad vernácula, reflejo de una conciencia lingüística en transformación: «Notre langue maternelle n'est évidemment pas vulgaire, elle est même capable d'élevation et de beauté» (2007b: 5).

La repercusión de ambas publicaciones fue enorme. No hay que olvidar que la revista *Nichane,* que dirigía el autor de esta editorial de *TelQuel*, era en su momento (2006–2010) el tercer semanario marroquí más vendido, superando los 20.000 ejemplares[128].

7.3. La *dāriŷa* en el centro del debate periodístico árabe

Aunque el eco de la polémica no se ha cincunscrito a Marruecos, sino que han aparecido también artículos al respecto en la prensa europea[129], hemos de decir que durante los últimos años es en la prensa árabe[130], en especial en la de Oriente Medio, donde se libra el debate más intenso

---

128 Son muchos más los ejemplares leídos. Quien haya viajado por Marruecos sabe que son muchos más los lectores que los compradores. No hay más que ver las esperas para leer la prensa en cafeterías y «casinos», clubes sociales masculinos.

129 En España el diario *La Vanguardia* del 11 de agosto de 2010 incluye un editorial sobre el árabe marroquí titulado «El árabe coloquial quiere saltar a los libros en Marruecos» (*La Vanguardia* 2010). Juan Goytisolo, en un artículo de prensa publicado en *El País* en 2007, se expresa al respecto en estos términos: «Los jóvenes con quienes hablo no comparten el menosprecio oficial o erudito por su lengua materna. Esta se abre ya lentamente paso, como el *tamazigh,* en los medios informativos y, previsiblemente, se extenderá cada vez más. Dado que la identidad magrebí es múltiple y mutante […], la *dāriŷa* y el bereber […] arraigarán más temprano que tarde en el campo del saber y de la cultura, por dura que sea la resistencia de los letrados y de los poderes fácticos» (Goytisolo 2007).

130 Para la elaboración de este capítulo hemos contado con la generosidad del profesor Pedro Martínez Montávez, que, con el rigor y el espíritu crítico que le caracterizan, nos ha ido proporcionando esta selección de prensa.

sobre los supuestos peligros de toda índole que acechan a la lengua árabe, que podrían resumirse en las amenazas exteriores y las que proceden del propio mundo árabe, que llevan a algunos a temer incluso por su desaparición. Veámoslo con algunos ejemplos concretos.

En el periódico *Al-Arab* del 9 de noviembre de 2011, el doctor Jalīfa Musawi firma así una pequeña columna con el elocuente título «La lengua árabe amenazada de desaparición», en la que hace referencia a la posibilidad de una total «vernacularización» del mundo árabe en la que los «dialectos» nacionales usurparían el lugar de la lengua común, y pone el ejemplo del árabe marroquí, del árabe iraquí y del *amazigh*. Así, el árabe clásico está, en su opinión, sometido a dos peligros: por un lado, la amenaza interior, encarnada por las lenguas vernáculas: el árabe hablado, al que habría que añadir, en el caso del Magreb, el bereber, a su vez con múltiples variantes; y, por otro, la amenaza exterior, representada por las lenguas extranjeras, especialmente el inglés y francés, con presencia y tradición en el mundo árabe, que adquieren renovado empuje con las nuevas tecnologías y en especial con la herramienta principal de globalización: Internet[131].

Otros autores hacen referencias, en ocasiones un tanto alarmistas, a lo que consideran falta de decoro del mencionado doblaje de series televisivas a la *dāriya* (Šabaʿa Quds en el periódico *Le Soir*, 22/5/2009), el complot contra la lengua árabe (Zayd Ḥāmid en *Al-Jarīda al-Awla*, 10/9/2009) o incluso la muerte del árabe (Dyab Abū Ŷahŷa en *Al-Massae*, 27/3/2009). En esta línea, el archiconocido escritor y comentarista político egipcio, articulista del periódico *Al-Ahram* y tertuliano habitual de la televisión catarí Al Jazeera, Fahmī Huwaydī[132], hace unas declaraciones recogidas en el semanario egipcio *Al-Usbuʿ* del 5 de abril

---

131   En las redes sociales se suelen usar las lenguas vernáculas por su facilidad de adaptación a las exigencias de rapidez, espontaneidad, concreción y carácter directo que exige la interacción en Internet, mientras que, como recuerda A. Hannach en el periódico *Al Arab* del 11 de diciembre de 2010, el contenido en árabe clásico es menor al 1 % del total de la red, un porcentaje muy bajo para un colectivo que supera el 5 % de la población mundial.

132   Hacemos referencia a estos datos para ilustrar el alcance y la importancia que está teniendo en el mundo árabe el debate sobre los peligros que se ciernen sobre su lengua. Debate que, bien visto, no ha cesado de producirse e intensificarse según las etapas históricas, desde la Nahḍa o renacimiento árabe a partir de mediados del siglo XIX.

de 2012, en un breve artículo titulado «Retos de la lengua árabe», en los que explica cómo la lengua árabe vive desafíos procedentes del Magreb y señala especialmente a Marruecos, país que conoce, afirma, el avance imparable de la lengua vernácula, la persistencia de la lengua y cultura francesas y el despertar político de la lengua *amazigh*.

En la prensa marroquí el debate sobre lengua e identidad está presente de forma casi permanente[133]. Algunos de los artículos de la prensa marroquí se centran en la defensa de la *dāriŷa* ante actitudes despectivas como las sufridas en programas televisivos de mucha audiencia en el mundo árabe, que tildan a menudo al marroquí de dialecto alejado de la lengua *fuṣḥà*. Esta acusación es frecuente y suele ser percibida como una humillación, algo que nos da idea de la actitud lingüística de los que participan en este tipo de debates por el lado marroquí, que, sin duda, recogen el sentir de una parte importante del público que sigue esos programas. Esta percepción no es otra que el mencionado complejo de inferioridad del marroquí frente a otras variedades del árabe. Tal es el caso de Bašrī Ben Ṣalaḥ, que firma un artículo en el citado semanario *Al-Usbu'* del 5 de abril de 2012, en el que escribe que «el árabe marroquí es el dialecto más cercano a la *fuṣḥà* de todos los hablados en el mundo árabe», es como un «revival» de la *kull arab doctrine* de la que hablaba Grotzfeld (1983) y lamenta el racismo lingüístico –también llamado *lingüismo*– del que son víctimas a menudo los participantes marroquíes en esos programas, y muy en especial el sufrido por la cantante Batma en el programa de competición musical con participantes de todo el mundo árabe *Maḥbūb al 'arab*[134].

Otro de los artículos que da cuenta del conflicto lingüístico en Marruecos es el que lleva por título «Tambores de guerra lingüística en Marruecos», de Nourddīn Ben Mālik, aparecido en el periódico *Al-Arab* el 7 de julio de 2010. En él hace un repaso del acalorado debate lingüístico marroquí, destacando el papel de la prensa y de los periodistas alineados con cada uno de los bandos, por hacer uso de un término bélico, congruente con los tintes que a menudo adquiere

---

133 Por poner un ejemplo, la columna diaria de Elías Balka denominada *la identidad lingüística de Marruecos* الهوية اللغوية للمغرب se centró en la cuestión durante todo el mes de agosto de 2016 en el periódico *Al-Ajbār*.

134 El título original es en inglés *Arab Idol* y lo emite la cadena panárabe MBC I con sede en Dubai y grabado en Beirut.

el debate. Los polos en cuestión son, naturalmente, el árabe clásico y el árabe marroquí encarnados en dos «figuras» del periodismo marroquí, críticos ambos con el poder político, que son el ya mencionado Benchemsi como adalid de los defensores de la oficialización de la *dāriŷa* por una parte, y Rachid Nini[135], entonces director de *Al-Massae,* quien en una de sus célebres columnas titulada «Chouf tchouf», curiosamente con inserciones en árabe marroquí, además de su título, arremete contra los que, en su opinión, trabajan por una división lingüística en Marruecos. El artículo, sin embargo, concluye en el sinsentido de esa guerra y defiende la existencia de una «tercera vía», consistente en un acercamiento de la *dāriŷa* y la *fuṣḥà* que «tome como modelo la experiencia turca».

Dicho sea, pues, de forma algo esquemática, para los sectores tradicionalistas y nacionalistas en el mundo árabe, la amenaza a la lengua escrita, según parte de esa prensa, supone un desafío a la unidad árabe, que va contra sus tradiciones y suele haber sido trazada por enemigos que operan al servicio de agendas pensadas desde fuera, en una lógica de conspiración[136].

Como hemos ido viendo a lo largo de todo este capítulo, el conflicto lingüístico suele tener bastante eco y de forma transversal en la prensa del Machreq y de Marruecos. La idea que subyace es que todas las controversias, incluidas las lingüísticas, son percibidas como un peligro debido a que el mundo árabe carece de una cultura democrática de gestión de conflictos consolidada, al menos por ahora.

---

135 Rachid Nini fue detenido a finales de abril del 2011 y condenado con posterioridad a un año de cárcel por destapar un caso de corrupción que involucraba a altas instancias del ejército y del Estado marroquí.

136 El debate sigue vigente. Por poner sólo un ejemplo reciente, el 10 abril 2017 el periódico en árabe *Al-Quds Al-'arabī* publica un artículo de la autora Iḥsān Al-faqīḥ titulado حضارتنا روح وجسد, «Nuestra civilización es cuerpo y alma», en el que acusa a los partidarios del árabe medio y de la transcripción en caracteres latinos de formar parte de una conspiración contra el mundo árabe e islámico, pues, arguye la autora, el islam y la arabidad se complementan para constituir una única civilización.

7.4. La emergencia de los registros intermedios, el árabe marroquí formal

Otro peldaño en la aproximación entre la oralidad y la escritura es la emergencia de registros intermedios como el árabe marroquí formal. En este sentido, el papel de los medios de comunicación digitales y tradicionales está siendo, como decimos, muy relevante gracias sobre todo a la televisión. Este estilo intermedio que equilibra la tensión diglósica es el árabe marroquí formal, medio, culto o cuidado y es el empleado frecuentemente en lecciones magistrales y conferencias del ámbito académico, en determinados ambientes como los congresos científicos o en los discursos políticos en Marruecos. También se recurre a este estilo cuidado a la hora de mencionar temas delicados, próximos al tabú, al ámbito simbólico de lo sagrado, como pueda ser la figura del rey, o cuestiones relativas a la religión o a la tradición cultural arabo-islámica. Este registro está adquiriendo, como decimos, gran auge gracias a la televisión, sobre todo al género de la entrevista[137] y a los debates retransmitidos en programas culturales como, por poner un ejemplo, *Mubāšaratan ma'akom*[138]*,* del mencionado canal 2M de la televisión marroquí.

Este árabe marroquí culto se caracteriza por compartir muchos rasgos con los registros más informales, a saber: el carácter dialógico de alguna de sus manifestaciones, el carácter inconcluso de ciertos enunciados, la presencia de anacolutos y lapsus morfosintácticos y, sobre todo, los errores de concordancia. Sin embargo, aunque su soporte es el verbal, comparte muchos rasgos con el discurso escrito en la medida en que se caracteriza por un grado de estabilidad mayor que el lenguaje oral informal, por ser menos permeable y dinámico en cuanto al cambio

---

137 En este género de la entrevista, así como en el debate televisivo, tiene gran peso la función fática determinada por su carácter dialógico, pues en esta situación de habla resulta fundamental la retroalimentación, expresar que se ha comprendido correcta y completamente el mensaje y percibir, asimismo, que el interlocutor ha captado los matices de la intervención con marcadores que expresan atención, comprensión, empatía, asentimiento, acuerdo o desacuerdo con lo dicho, garantizando así el equilibrio argumentativo.

138 Para que se haga una idea el lector no arabófono, diremos que este programa corresponde, salvando las distancias, en su función y características a lo que supuso el programa *La clave* en la etapa de la transición española.

lingüístico y por un menor grado de ambigüedad y, por ende, de dependencia contextual para descifrar implicaturas. Se trata, por tanto, de un estilo más cuidado, concluso, coherente y próximo a la norma escrita desde un punto de vista gramatical, morfosintáctico y léxico, ya que, aunque presenta cercanía con la audiencia y un cierto número de coloquialismos, es un discurso semiespontáneo sobre el que el hablante tiene mayor conciencia lingüística que en el discurso informal, es decir, está más alerta para expresarse de forma eficaz, correcta y adecuada.

Presenta, pues, mayor riqueza connotativa y complejidad sintáctica que las gamas más informales, un léxico más rico y, sobre todo, un profuso empleo de elementos cohesivos. Así, la función que en el registro informal desempeñan las muletillas, en el discurso oral culto corresponde a los organizadores, los conectores, los reformuladores y los marcadores. Estos elementos, que presentan cierta dificultad de clasificación, comparten, sin embargo, una serie de rasgos que los definen con claridad. Se trata, en primer lugar, de elementos invariables y no flexivos, con cierta independencia sintáctica que les imprime su carácter ubicuo, su movilidad. Son incisos precedidos por pausas que, desde el punto de vista estrictamente semántico, podrían ser prescindibles en detrimento de un discurso pulido, fluido y cohesionado, por lo que son fundamentales en el registro oral culto en el que nos estamos centrando. Desde el punto de vista funcional, se caracterizan por proporcionar información periférica a la idea central que sirve para reformularla, reafirmarla, complementarla, atenuarla, etc. Así pues, su papel primordial es, como el de la puntuación, otorgar claridad, pues señalizan el curso comunicativo restando ambigüedad y ayudando a la correcta interpretación del mensaje. Además, como garantizan la fluidez, la cohesión y la coherencia del discurso, son guías fundamentales para el procesamiento correcto de la información, pues marcan las relaciones entre proposiciones, estructuran y jerarquizan la información, regulando la interacción conversacional y marcando las inferencias e implicaturas que ayudan a desentrañar adecuadamente el sentido de lo dicho y a prever el de lo que se dirá a continuación.

En el caso concreto que nos ocupa, es decir, en el de las comunidades diglósicas, estos elementos son, insistimos, el conjunto de intersección entre los dos polos del *continuum*, imprescindible para expresarse en el estilo elevado, claro exponente de la competencia conversacional del hablante. Se trata de elementos flexibles que se adaptan a la pronunciación, a la entonación e, incluso, al léxico de las variedades vernáculas. Debido a dicha versatilidad, su empleo eficaz y, por ende, su interpretación correcta dependen en gran medida de variables contextuales, pues encontramos, por poner un ejemplo, marcadores como '*ala ma ka y-dhar* «por lo visto», que aglutinan funciones como distanciar al hablante de la opinión del enunciado que se emitirá a continuación o, por el contrario, expresar su adhesión a las ideas en él expresadas[139].

Este registro lingüístico –el estilo oral formal, culto, semiespontáneo, también llamado árabe medio–, tiene –y confiamos en que siga teniendo– una creciente importancia, pues la variedad oral que hasta hace unos años tenía una presencia más periférica y era percibida por la comunidad lingüística como un epifenómeno, una versión vulgar de la lengua escrita, está empezando a compartir nuevos ámbitos de intersección en el registro formal, por lo que funciona como un registro bisagra que facilita la transición hacia un *continuum* dinámico más que de una polaridad estática. Los elementos de cohesión discursiva, que visibilizan esta simbiosis que se está produciendo entre los dos polos, son a menudo, con leves variaciones, comunes al árabe clásico y a las variedades orales en registros elevados. En este sentido, podría decirse que el registro oral culto es al mercado lingüístico, valga la comparación, como la clase media a la economía, un elemento fundamental para el equilibrio sociolingüístico.

---

[139] Rieschild (2011), en un estudio centrado en el marcador explicativo يعني («es decir»), subraya, asimismo, el carácter polivalente de este elemento al que el hablante recurre para crear suspense, autocorregirse, pasar el turno de palabra o clausurar una intervención, y tiene, así, múltiples traducciones: «bueno», «me refiero a», «esto es», «quiero decir», «ya ves», «como», etc.

8. El árabe marroquí en el ámbito público

8.1. Introducción: El árabe marroquí, de «impensado» al centro del debate

Además de la progresiva convergencia, la estandarización y el proceso de formalización que está atravesando el árabe marroquí, existe otro factor fundamental en este florecimiento que es la apropiación simbólica de ciertas esferas del ámbito público antes exclusivas del árabe clásico que lo legitiman y le otorgan visibilidad.

En este epígrafe recurriremos a un concepto paralelo al tabú lingüístico pero propio del ámbito filosófico, al que Arkoun dio forma y nombre, pues, como hemos visto, la *dāriya* constituye una flagrante ruptura de lo que debía estar en silencio, de lo políticamente correcto. Lo impensable acumulado a través del tiempo constituye lo impensado. Arkoun define así ambos conceptos:

> Thinkable: what does a tradition of thought allows us to think in a particular period of its evolution, concerning a particular subject, within a particular domain of human existence.
>
> The unthought is made up of the accumulated issue declared unthinkable in a given logosphere. (2002a: 11–12)

La lengua pasa, en este proceso, a ser la herramienta fundamental para arrojar luz sobre lo que queda sepultado detrás de las verdades establecidas por la historiografía nacional, pues, como recuerda Arkoun, «language is the authentic memory of what thought has achieved or failed to achieved in *each* logosphere» (2002a: 12).

Además, como sabemos, los debates y polémicas sobre la lengua en contextos de crisis sociopolítica pasan a ser debates de fondo; en palabras de Laroui:

La crisis histórico-social se simboliza mediante una sintaxis desarticulada. Tales debates son susceptibles de ayudar a producir una especie de trasvase de lo 'impensable' hacia lo 'pensable'. (1984: 161)

En los países árabes, el ámbito de lo impensable y de lo impensado no ha hecho más que crecer debido a una doble presión ejercida tanto por los Estados como por la base, especialmente en temas religiosos y, como consecuencia, también sobre el árabe clásico por estar ontológicamente vinculado a la revelación coránica. No obstante, también en este ámbito religioso, el árabe marroquí está cobrando protagonismo. De hecho, como observa Meskine (2013: 44–45), esta variedad lingüística comienza estar cada día más presente en las prédicas religiosas.

8.2. El árabe marroquí a la conquista del espacio público

Además de conquistar ciertos ámbitos propios de la escritura, el árabe marroquí, tradicionalmente reservado para las relaciones en el ámbito privado, se expande al ámbito de lo público, incluido el del debate político. Por poner un ejemplo explicativo, en el portal digital <bladi.net> aparece Saadeddine Othmani, el primer ministro nombrado por Mohamed VI (17/3/2017), y realiza una de sus primeras declaraciones a la prensa en *tamazigh*, algo impensable antes de esta etapa de cambio en la conciencia lingüística caracterizada por el reforzamiento de las lenguas vernáculas. En este contexto, la figura del anterior primer ministro de Marruecos, Abdelilah Benkirane, que hace uso de la *dāriŷa* en casi todas sus apariciones públicas (El Azami 2014), resulta elocuente para comprobar el alcance de dicho cambio. En una entrevista en Al Jazeera[140], y en horario de máxima audiencia, no duda, como es habitual en él, en responder a las preguntas en *dāriŷa*, algo inédito hasta el momento en los políticos magrebíes cuando participan en emisoras de alcance panárabe. Se trata, observemos, de un cambio de actitud lingüística con amplia repercusión social y mediática y, lo que es más

---

140 Esta entrevista –del programa «Sin fronteras» *bilā ḥudūd*– se puede consultar en <http://www.youtube.com/watch?v,vUnRLHtkErQ>.

importante, con carácter global. Si tenemos en cuenta la hipótesis de Cooper (1989), según la cual los cambios sociales y lingüísticos suelen ir de la mano de un líder carismático, no sabemos, por ahora, la repercusión social que la acción política del carismático líder ¡islamista! llegará a producir, pero resulta indudable su papel como catalizador del proceso de legitimación y visibilidad[141] de la *dāriŷa* en el espacio público marroquí.

El árabe hablado pasa así de ser un tabú, un impensado en términos arkunianos (El Azami 2008), a estar en el centro de debate público, no sólo en Marruecos sino también en todo el mundo árabe, pues, como hemos ido viendo, desde comienzos del nuevo siglo los cambios que se están viviendo abren una brecha en la lógica seguida hasta ahora en los debates mediáticos sobre los peligros que acechan a la lengua común y a las sociedades que lo integran. Así, la lengua árabe ha estado presente con fuerza en las «revoluciones» tunecina y egipcia en solidaria «connivencia» con el árabe tunecino, el egipcio, el francés[142] e incluso el inglés, y creemos que ha salido fortalecida de estos procesos por expresar los deseos de cambio y justicia social defendidos de forma muy especial por los jóvenes, con eslóganes en árabe repetidos por todo el mundo[143]. Mohamad Lachhab se hace eco de este fenómeno en su artículo del 1 de noviembre de 2011 en el periódico *Al-Ḥayāt*, titulado «La lengua árabe, lengua de las revoluciones», cuando pone como ejemplo su empleo en las protestas de los acampados enfrente de Wall Street. Concluye el autor que el árabe es «una lengua de cambios

---

141 Este proceso de visibilización y respeto por las lenguas orales en el ámbito público se produce no sólo en árabe marroquí, sino a nivel global.

142 Durante las protestas de Túnez la palabra más repetida en las pancartas era la francesa *dégage!* (¡vete!, ¡desaloja!), y en las calles egipcias, poco tiempo después, el eslogan más repetido era su traducción al árabe *irḥal!*, !ارحل!. El 1 de marzo de ese mismo año, este imperativo en árabe ocupará la portada del diario *Público* –algo inédito–. Curiosamente, y como posible influencia, los partidarios de Mélenchon en las elecciones presidenciales francesas del 2017, liderando el movimiento *France Insoumise*, recurrieron al mismo imperativo *dégagez!*

143 En sus protestas repetían en árabe la auténtica «banda sonora» de la Primavera Árabe *a-šša'bu yurīdu isqāṭ a-nniẓām,* esto es, «el pueblo quiere la caída del régimen».

y transformaciones que se ha liberado de las cadenas impuestas por los regímenes políticos».

Otra de las opiniones sobre la que se va construyendo un cierto consenso es la de que la lengua árabe no era el verdadero obstáculo para la incorporación del mundo árabe a la modernidad, sino la política árabe en general y las políticas lingüísticas en particular. La lengua se ha revelado y rebelado, valga el juego de palabras, como uno de los vectores de la identidad de las «revoluciones» árabes, que, siendo como es un símbolo de un patrimonio cultural y de civilización compartido por todos los países árabes, vinculado al pasado, lo está también al futuro. Algunos articulistas lanzan desde un enfoque un tanto triunfalista, las campanas al vuelo, y vaticinan, como escribe Lachhab (2011), una vuelta del mundo árabe a «la vanguardia y al protagonismo histórico».

En resumen, lo que sí está claro, tras la revisión de la prensa desde el 2010 en la que hemos analizado paralelamente la situación lingüística general del mundo árabe y la de Marruecos, es que, si algo demostró la Primavera Árabe, una vez más, es que los «destinos» de ambos, y en especial en la época contemporánea, están estrechamente ligados. La nueva Constitución marroquí, con su reconocimiento oficial[144] de las lenguas vernáculas, el *amazigh* y la *dāriŷa,* por ejemplo, sería impensable sin el contexto general de cambios. Tal reconocimiento del multilingüismo, explícito en el caso del *amazigh* e implícito en el de la *dāriŷa,* surge en paralelo al respeto por las diversas etnias que integran el país en una suerte de nuevo nacionalismo. Moustaoui (2016) apunta al uso de las lenguas extranjeras en las manifestaciones públicas del 20F como medio para visibilizar y globalizar conflictos. Maghraoui (2013) analiza también las pancartas de las movilizaciones del movimiento en torno al 20 de febrero de 2011 en Marruecos como medio para dibujar una identidad glocal y cohesionar un espacio transnacional.

---

144   Hasta ahora reservado al árabe clásico.

8.3. La nueva constitución y la consolidación de un nuevo estatus para la *dāriya*

Si los cambios sociopolíticos en algunas sociedades árabes van en el sentido de una mayor democratización con un cada vez más probable incremento de la participación política, es de esperar que las políticas lingüísticas atiendan a las realidades culturales y antropológicas y a los valores, intereses y creencias de la población. Asimismo, es de esperar que se comience a legislar desde la realidad y no sólo desde la ideología o desde los intereses de unos pocos.

Algo de todo esto, como venimos viendo, se está empezando a fraguar en Marruecos con la nueva Constitución, aprobada en referéndum el 1 de julio de 2011, como respuesta a las protestas políticas ciudadanas, articuladas principalmente en torno al movimiento del 20 de febrero del mismo año. Además de consagrar los derechos y libertades individuales básicos, la nueva Constitución reconoce la realidad plural de la identidad marroquí. Así, en el preámbulo se enumera una serie de elementos que han convergido a través de la historia para componer esa identidad plural, a saber: el elemento andalusí, el hebreo, el africano, el mediterráneo y el hasaní, además de los reiteradamente citados arabo-islámico y *amazigh*: «Son unité, forgée par la convergence de ses composantes arabo-islamique, amazighe et saharo-hassanie, s'est nourrie [...] de ses affluents african, andalou, hébraïque et méditerranéen»[145].

En su Artículo 5 el *amazigh* es calificado como patrimonio común de todos los marroquíes ¡sin excepción! (berberófonos o no): «l'amazighe constitue une langue officielle de l'Etat, en tant que patrimoine commun à tous les Marocains sans exception». Desde un punto de vista legal, con este reconocimiento se estarían sentando las bases para la superación del conflicto lingüístico motivado por las reivindicaciones de reconocimiento, pues se declaran oficiales la lengua árabe y la lengua *amazigh*[146]. Recordemos que en 2001 se había creado el

---

145 <https://www.bladi.net/IMG/pdf/Constitution-maroc-2011.pdf>.
146 Curiosamente la mención que en la Constitución se hace de ambas lenguas es ligeramente asimétrica, pues en el artículo 5 se alude al árabe, sin adjetivos, como «la lengua oficial» y al *amazigh* como «una lengua oficial».

IRCAM, Institute Royal de la Culture Amazighe, para la promoción de esta lengua y que el proceso de estandarización del bereber está siendo, como hemos dicho, más acelerado que el del árabe, quizá por no tener la carga religiosa de éste. Así, por ejemplo, en la televisión la voz se emite a menudo en árabe clásico, pero los subtítulos están escritos en bereber, que cuenta con una grafía unificada.

La constitución establece que el Estado debe proteger los «dialectos» hablados en Marruecos, con una mención explícita al *hasanía*, la lengua hablada en el Sahel. En el mismo artículo se hace referencia a la necesidad de garantizar una política lingüística coherente, así como el aprendizaje y dominio de las lenguas extranjeras de mayor uso a nivel mundial, sin mencionar ninguna en particular. En este sentido, la no mención explícita del francés podría interpretarse como un cierto viraje en la política lingüística marroquí, que estaría guiada –esta vez quizás sí– por criterios pragmáticos y realistas y de la que suponemos saldría beneficiado el inglés por garantizar mejor uno de los objetivos que recoge el citado artículo, que es el de «integración e interacción con la sociedad del saber», y por ser una «de las lenguas extranjeras más empleadas en el mundo».

La Constitución, toda constitución, es a fin de cuentas una declaración de intenciones, y el éxito de las políticas que busquen desarrollar sus contenidos depende en gran medida de que conecten con los intereses del pueblo, de que éste se sienta protagonista en el proceso de toma de decisiones y de que los diferentes grupos sociales con su variedad cultural y lingüística se sientan respetados y representados. En este sentido es de esperar que la pluralidad en Marruecos –y en el mundo árabe en general– vaya consolidando cada día más el estatus jurídico de las lenguas nacionales.

9. El entramado psicolingüístico de los niños marroquíes del mundo

9.1. Introducción

Una vez estudiada la situación sociolingüística en Marruecos, en este capítulo se analiza cómo repercute todo este proceso de revalorización de la *dāriya* en el entramado psicolingüístico de los niños marroquíes del mundo, concretamente de los inmigrantes de segunda generación en España y su sentido de pertenencia. Más específicamente, analizaremos el papel de la televisión como vehículo informal de formación glosodidáctica y como factor del cambio en la conciencia sociolingüística, en la percepción de la comunidad de habla *glocal* para la que la *dāriya* se convierte en irrenunciable eje identitario. Se trata de una identidad construida por polaridades que se tornan movedizas y que se expresa en la diáspora mediante la selección de las distintas variedades lingüísticas encaminada a la armónica integración del modelo sociocultural de partida y el de acogida.

Para analizar estos aspectos nos hemos basado en los resultados del cuestionario (que presentamos en un anexo) realizado durante los cursos 2013/2014 y 2014/2015 en los tres centros educativos de educación primaria y secundaria de la provincia de Almería en los que hemos llevado a cabo nuestro trabajo de campo más reciente.

La encuesta tuvo lugar en un ambiente relajado e informal que propició la espontaneidad y la naturalidad de las respuestas. Los datos obtenidos se complementaron y contrastaron, como hemos dicho, con charlas relajadas dentro o incluso fuera del aula.

Como consta en el anexo, las preguntas de nuestro cuestionario se estructuraron en varios bloques: las referidas al papel de la televisión, las referidas a la procedencia y al sentido de pertenencia del hablante y las referidas a las lenguas que emplea y sus funciones.

9.2. La televisión como medio de adquisición lingüística

Respecto a la televisión y su papel formativo, hemos podido comprobar cómo los niños marroquíes que viven en España, nacidos en España o en Marruecos, árabes o bereberes, aprenden el árabe marroquí[147], o al menos esa es su percepción, con la televisión como medio prioritario. El canal más seguido de la televisión marroquí es 2M, en el que la *dāriŷa* es la lengua más utilizada y el tipo de programas más seguido son, como hemos dicho, las series dobladas a esta lengua como *Julud, Rihla, Rita* (una telenovela sudamericana), *Farida / Manar / Samehni* o *Samhini, Matensanich* y otras de factura marroquí como *Lalla Mnana, Kenza f e-dduar* o *Ḥdiddan*[148]. Este papel glosodidáctico de la televisión incluye, como hemos adelantado, a los alumnos berberófonos, que también afirman aprender *dāriŷa* con 2M, pues el árabe marroquí funciona como lengua de integración grupal entre los alumnos de distintas procedencias. Así, mientras que el ámbito de aprendizaje del árabe clásico es fundamentalmente la mezquita, las charlas con los compañeros de clase en árabe marroquí y la televisión son los medios de aprendizaje de esta lengua.

También los hijos de parejas mixtas hispano-marroquíes aprenden la *dāriŷa* por medio de la televisión. De hecho, los casos en los que los padres no les dejan ver la televisión no saben prácticamente nada de la lengua de uno de sus progenitores.

No obstante, ni la edad ni tampoco el sexo han resultado ser variables relevantes, pues los padres, la mayoría trabajadores del sector agrícola[149], están ausentes durante toda la semana y muchos niños suelen ver la televisión casi a su antojo, sin criba alguna. Aunque, eso sí, los fines de semana, con los padres delante, tienden a ver más emisiones en árabe clásico.

---

147 Curiosamente, hasta algún alumno senegalés llegó a aprender algunos rudimentos de *dāriŷa* con la televisión marroquí.

148 Esta serie, que recrea las peripecias de un pícaro en un ambiente rural supuso en su día y –sigue suponiendo debido a las numerosas reposiciones– una importante revivificación del patrimonio paremiológico marroquí.

149 Los ámbitos de ocupación de los progenitores suelen ser la agricultura intensiva en el caso de los hombres y el trabajo doméstico o la industria envasadora en el caso de las mujeres.

Los propios niños son conscientes de este papel formativo de la televisión, a nivel lingüístico sobre todo. De hecho, uno de nuestros informantes le preguntaba a otro: «si eres marroquí, ¿para qué vas a ver la televisión marroquí?». Es decir, conciben indubitable y conscientemente la televisión como un medio de instrucción lingüística de primer orden.

Por lo que respecta a las percepciones sobre la adquisición lingüística por otros medios distintos a la televisión, la encuesta arroja los siguientes resultados. Respecto a la adquisición del español son, curiosamente, las chicas las que tienen una percepción mucho más positiva de la aceleración de su aprendizaje, así como de su propia autonomía y valía. La mayoría, al ser preguntadas sobre cómo han aprendido español, contestan: «yo sola, he aprendido yo solita», apostillando incluso: «los maestros no valen *pa ná*», mientras que los chicos suelen aludir a una fuente exógena. Tanto los niños como las niñas perciben en su mayoría que las clases no les han servido como fuente principal de aprendizaje del español, sino más bien el trato con los amigos españoles fuera del aula.

Otro resultado claro que arroja nuestra encuesta es que existe una relación sinérgica de mutuo reforzamiento entre la competencia bilingüe, la adquisición lingüística y su sensación de avance, ya que, en el caso de los niños que llegaron a España con un conocimiento de dos lenguas, el árabe y el francés, su percepción del tiempo invertido en el aprendizaje del español y el tiempo real es menor que el de quienes llegaron sin escolarizar o en las fases iniciales de dicha escolarización en las que todavía el francés no había hecho aparición.

Respecto a la televisión como medio de adquisición lingüística del español, como vehículo informal de formación glosodidáctica, también se observa –como, por otra parte, es habitual en este tipo de encuestas– una percepción un tanto incongruente respecto a la realidad, ya que la mayoría afirma no haber aprendido gracias a este medio y algunos incluso declaran no ver en absoluto la televisión española, aunque en sus críticas se haga evidente lo contrario. Lo mismo ocurre en algún caso con la televisión marroquí, que dicen no ver pero conocen a la perfección. Así, una niña de once años, cuando se le pregunta qué programas ve de la televisión española, dice que *Rachid Show*.

Los hijos de parejas mixtas parecen tener, sin embargo, una mayor inclinación a ver la televisión como medio de aprendizaje del español y mayor conciencia de ello. Así, una niña nos dice: «yo he aprendido con *Clan,* la televisión en español, la televisión marroquí, *Manar, ṭala' l-i f ras-i»,* literalmente: «ya me hartado de la televisión marroquí, de (programas como) *Manar».* Los alumnos son, pues, muy conscientes del papel formativo de la televisión a nivel lingüístico, también para el español, aunque no es, en su opinión, ni el primer ni el único medio de instrucción lingüística, ya que la selección que hacen de los medios eficaces para aprender esta lengua está encabezada por los compañeros del colegio. En segundo lugar sitúan las clases y los profesores y, en tercer lugar, los que sabían ya algo de español antes de llegar a nuestro país, afirman que un pequeño vocabulario con imágenes español-árabe les ayudó mucho en la fase inicial. La televisión y las clases temporales de adaptación lingüística se sitúan al final de la selección. La máxima de uno de nuestros alumnos así lo refleja: «maestro, la tele, para el árabe marroquí, y la vida, para el español».

Son conscientes, asimismo, del peligro que acarrea este medio por su capacidad de transmisión de arquetipos y referentes culturales sesgados, que a menudo constituyen la base de no pocos prejuicios interculturales. De hecho, uno de nuestros informantes declaraba que la serie de televisión llamada *El príncipe,* ambientada en la ya célebre barriada ceutí, no le gustaba porque mostraba sólo una cara de la realidad y vinculaba a los musulmanes con la violencia, silenciando realidades análogas fuera del contexto islámico. Literalmente su frase fue: «¿por qué no hacen una serie poniendo lo de ETA?», haciendo explícita referencia a la frecuente asimetría en el tratamiento mediático de la violencia como si de un recurso casi exclusivo del islam se tratase.

Debemos insistir, no obstante, en el hecho de que la conciencia lingüística de nuestros alumnos sigue resultando a menudo ambivalente e incluso contradictoria. Por ejemplo, una niña de trece años que lleva nueve en España y llegó sin haber sido escolarizada en Marruecos afirma respecto a los medios de adquisición lingüística que le han resultado más útiles: «aprendí yo sola, soy muy cotilla, maestro, si no sé algo no paro hasta entenderlo». La misma niña afirma a continuación y con rotundidad: «*Doraemon* me lo ha enseñado todo», y cuando se le pide que haga una valoración de qué es lo que más le ha servido para aprender español dice que lo primero es Boing, la cadena de dibujos animados, después el colegio y, por último, los amigos.

En resumen, mientras las charlas con sus padres y la televisión son los medios de aprendizaje del árabe marroquí y la conversación con sus compañeros de clase y con sus profesores son percibidas como los ámbitos de aprendizaje del español, el del árabe clásico es fundamentalmente la mezquita.

9.3. Los criterios de selección lingüística

Respecto a la selección lingüística dependiente del interlocutor, la mayoría de los alumnos habla árabe con sus padres, español con sus hermanos y prefieren el español con los amigos marroquíes, aunque el marroquí es la segunda opción.

Bettoni y Rubino (1996) introducen una variable nueva, la lengua que emplea el bilingüe al hablar solo, al hablar consigo mismo. A ella hemos añadido otra: la selección inconsciente, es decir, nos hemos preguntado, les hemos preguntado a nuestros alumnos en qué lengua sueñan. A este respecto hemos observado en primer lugar que en ambos casos, al hablar consigo mismos y al soñar, eligen la misma lengua, es decir, que la lengua en la que dicen soñar es la misma en la que «hablan a sus juguetes». Se da, asimismo, una distinción clara entre los nacidos en Marruecos, que recurren más a la lengua de partida –al árabe marroquí los arabófonos y al bereber los berberófonos–, y los nacidos en España, que recurren más al español. La única salvedad es el interlocutor. Así, un niño nacido en España dice: «sueño en español, pero si está mi padre, pues le hablo en árabe». Los nacidos en España son conscientes de su bilingüismo hasta el punto de afirmar que en sus sueños y charlas imaginarias solapan ambas lenguas, y en este sentido hacen afirmaciones como «sueño en español, me lo dice mi madre. A veces en los dos, mi madre me dijo que soñé y dije *al-'adaw* (que significa "auxilio") y socorro», en las que se observa una vez más cómo conciencia y competencia lingüísticas suelen ir de la mano. A lo largo del libro hemos comprobado, asimismo, que las variables sociolingüísticas relevantes para determinar la selección lingüística son el contexto comunicativo, la procedencia y el interlocutor, y que, sin embargo, variables que en nuestro estudio sociolingüístico de hace dos décadas resultaban decisivas como el sexo o la edad del informante ya no son tan significativas. La selección lingüística tiene, pues, un carácter relacional y contextual, es un modo de situarse en el mundo y de situar al otro independientemente, como hemos visto, de la competencia lingüística, pues da voz a la ambición identitaria, a lo que se quiere hablar, que no deja de ser lo que se quiere ser.

La identidad migrante construida sobre la idea de pertenencia múltiple lleva aparejados a su vez sustanciales cambios en la percepción que se tiene de la identidad de sus hablantes. De hecho, los emigrantes a los que antes se aludía como «nuestros trabajadores en el extranjero», *'ummālu-na f el-jāriŷ,* ahora son denominados *maġāriba del-'ālam* «marroquíes del mundo», una expresión totalmente exenta del carácter peyorativo que tenía la anterior, que no es solo reflejo del sentir popular, sino también de toda una línea de la política estatal al respecto. Se trata de ciudadanos de origen marroquí con una identidad local y transnacional; dinámica, en tanto que sus variables son contextuales; mixta, pues está construida por inclusión y basada, más que sobre la idea de pureza, sobre la de complementariedad, de adaptación y simbiosis de distintos modos de ver la vida y sus valores trasmitidos por las diferentes variedades lingüísticas en una adscripción múltiple que se hace patente en la combinación de sus dos lenguas, en la alternancia de códigos.

9.4. La alternancia de códigos reflejo de la hibridez identitaria

A partir de apreciaciones metalingüísticas de los informantes como las que hemos ido enumerando, hemos observado el carácter múltiple de los referentes de este colectivo y la importancia de potenciar un bilingüismo no sustractivo, un bilingüismo equilibrado en el que el hablante emplee la lengua pertinente según las variables del contexto (el acto de habla, el interlocutor, el tema, etc). Así, aunque a los alumnos extranjeros se les suele desaconsejar, cuando no prohibir, hablar en sus lenguas vernáculas entre ellos durante las clases por considerar que pudiera retrasar su aprendizaje de la lengua de acogida, que en este caso es el español, hemos comprobado que, por el contrario, en su proceso de integración lingüística el uso de la alternancia de códigos entre las dos lenguas que forman su entramado psicolingüístico, el español y el árabe, constituye parte de su proceso de adquisición de la lengua de acogida y de su adaptación e integración en el nuevo entorno[150].

Se trata, pues, de potenciar un código binario cuyo carácter mixto ya no es percibido como un obstáculo y en el que la alternancia del árabe con el español es considerada de modo inconsciente e implícito como una posibilidad más que amplía la capacidad comunicativa del hablante bilingüe, y así lo reflejan los niños cuando pronuncian frases de nuestro corpus como: «lo que no sé decir en árabe, pues lo digo en español».

Respecto a la alternancia de códigos del docente, además de para enfatizar, se suele producir, asimismo, en intentos de motivación del alumnado con interpelaciones como *yalla* «vamos», en los actos de verificación de la comprensión como *yek* «¿no?» y en los actos de contextualización como *daba* «ahora» o *hna(ya)* «aquí».

La alternancia al marroquí se produce, asimismo, en entornos conflictivos como reforzador del grupo no sólo como *inside code*, sino como lenguaje secreto; un alumno, por ejemplo, nos dijo: «hablo en marroquí en el patio para que no me entiendan los matones de sexto».

A estas funciones cabe añadir la función glosodidáctica de la combinación de ambas lenguas en dos sentidos: por una parte, como medio de enseñanza del español a los padres en el seno de la familia, la llamada *lengua filial* –un concepto introducido por Favaro (2012) como contraposición al de lengua materna-, y como medio de refuerzo

---

150 Martín Rojo y Mijares (2007) observan cómo una frase tan significativa como «sólo en español», que a menudo se oye en los centros educativos a la hora de corregir a los niños inmigrantes, supone un proceso de pérdida cultural al no reconocer la lengua materna del alumno como una riqueza, como una base sobre la que construir.

de la lengua de acogida en el aula, por la otra. Así, la introducción de la *dāriŷa* para acompañar al español en el desarrollo de la asignatura ha permitido comprobar, insistimos, su efecto sinérgico de redundancia altamente pedagógico, pues se consigue un doble fin: primero, un repaso de los contenidos y, segundo, un refuerzo de carácter puramente lingüístico según el cual la clase, impartida con un empleo profuso de la alternancia de códigos, pasa así a convertirse en una clase de aprendizaje del español.

Se trata, pues, de una estrategia lingüística primordial puesta al servicio de una mayor competencia lingüística del hablante en todos los niveles (léxico, sociolingüístico y discursivo), pues además de dotarlo de una mayor disponibilidad léxica, de ser un mecanismo de cohesión y convergencia grupal, y de marcar el énfasis discursivo, funciona como instrumento de apoyo, aceleración, consolidación de lo aprendido y, en definitiva, de adaptación al nuevo entorno. Esta alternancia de códigos lingüísticos y culturales avanza hacia su progresiva armonización y refleja y hace emerger la identidad mestiza de los migrantes bilingües de segunda generación.

Así, el universo lingüístico de los niños «marroquíes del mundo» o, dicho de otro modo, de los alumnos magrebíes inmigrantes en España, consta básicamente de dos lenguas, que reflejan dos facetas de su identidad. A este respecto, los datos de nuestra encuesta muestran cómo el árabe marroquí empieza a percibirse en la diáspora como el eje de la identidad raigal, de la identidad de partida, muy asociada a su vez al elemento religioso y cultural. Así, uno de los alumnos, cuando es preguntado sobre las diferentes lenguas que emplea, es decir, el árabe y el español, afirma lo siguiente: «Quiero aprender árabe porque soy árabe, soy musulmán. Mi lengua es la *dāriŷa*. Somos musulmanes porque somos marroquíes, no porque no comemos jamón, no porque sólo comemos cerdo *ḥalāl*»[151]. Pero si algo queda claro tras analizar las respuestas de nuestros informantes es que la identidad del colectivo compuesto por niños magrebíes inmigrantes de segunda generación en España es hoy, de un modo muy palpable, un elemento dinámico y complejo, no rígido ni excluyente. De hecho, a veces cuando se les

---

151   Con la expresión «cerdo *ḥalāl*» se refiere a un embutido de consumo lícito para los musulmanes que, lógicamente, no procede de ese animal.

pregunta «¿cuál es tu lengua?», algunos niños contestan: «depende de quién me lo pregunte: si eres árabe, pues te contesto que el árabe y si eres español, pues te contesto que el español». Pues, como observa Favaro (2012: 257), la familia y los sentimientos, la religión y el pasado suelen radicarse en la lengua de origen, mientras que la organización social, el trabajo, la escuela lo hacen en la lengua de llegada. De hecho, muchos de nuestros alumnos aluden a la asignatura de religión islámica como clases de lengua árabe, lo que viene a demostrar algo importante a la hora de definir la identidad: para la mayoría de ellos, lengua, nacionalidad y religión resultan coordenadas extraordinariamente próximas.

La identidad religiosa, bastante reforzada en este colectivo, aparece vinculada al árabe tanto en su variedad escrita como en la oral. De hecho, no son pocos los que a la pregunta «¿de dónde eres: español o marroquí?» han contestado: «soy musulmán»[152]. Aunque no se trata, como decimos, de una identidad excluyente, pues curiosamente algunos alumnos contestan: «soy español y musulmán», a lo que otros, sin embargo, apostillan: «pero, si eres español, ¿por qué no comes jamón?», haciendo alusión a la posible incompatibilidad entre los dos referentes.

El estado de transición entre paradigmas que impulsan el cambio y los que reivindican la tradición es un hecho que tiene, como no podía ser de otro modo, un claro reflejo lingüístico. Así, la lengua española es percibida como portadora de ciertos aires de modernidad frente al árabe, que transmite valores vinculados a la tradición de las sociedades patriarcales que a veces entran en colisión con los que transmite aquélla. La alternancia de códigos entre el español y el árabe marroquí es la estrategia lingüística que más clara y eficazmente visibiliza y da voz a la hibridez identitaria de este grupo.

Diremos, pues, que los niños marroquíes que viven en España tienen, como cualquier migrante, una identidad compleja en tanto que es local y transnacional, dinámica e híbrida para los que la tradición misma se torna un concepto flexible y poroso.

Creemos que la identidad, hoy más que nunca, debe construirse por inclusión y sobre la idea de adaptación y de simbiosis entre los

---

152 Esta asociación identidad-religión se observa claramente en la comunidad lingüística ceutí, en la que los informantes afirman a menudo que «hablan musulmán» (Herrero 2013b).

diferentes modos de ver la vida trasmitidos por sus dos lenguas: el español, la lengua adquirida y empleada sobre todo en el ámbito social, que transmite los valores de la sociedad de acogida, y el marroquí, la lengua del ámbito privado, familiar, portadora de los valores culturales y religiosos de partida. Nuestra orientación pedagógica para la enseñanza a niños inmigrantes debe por todo ello tender al equilibrio entre la lengua materna y la de acogida para avanzar hacia un bilingüismo no sustractivo que, integrando los dos modelos lingüísticos, armonice los dos referentes simbólicos, y la alternancia de códigos es la estrategia lingüística que con mayor rendimiento funcional refleja, como hemos dicho, la complementariedad de ambos paradigmas.

9.5. La pertenencia múltiple. Hacia la integración de modelos lingüísticos y socioculturales

Respecto al sentido de pertenencia, los resultados de nuestra encuesta muestran que el 90 % de los informantes se declaran marroquíes, aunque algunos de ellos apenas hablen esta lengua.

Otro dato sorprendente respecto al sentido de pertenencia de este grupo en lo que concierne a la coordenada de la arabidad es que, de la totalidad de los alumnos, ninguno sabe qué es Palestina, y lo que conocen de los judíos es la visión transmitida en la versión cinematográfica de la novela homónima *El niño del pijama de rayas*. Ninguno de los alumnos sabe qué es Al-Quds, Jerusalén, lo que supone un cambio en lo que era la mentalidad de generaciones anteriores, en las que el sentido de pertenencia al mundo árabe estaba mucho más acentuado. Sólo algunos de los alumnos mayores conocían *El diario de Ana Frank* y tenían una percepción del pueblo judío como víctima de los campos de concentración, ignorando por completo la ocupación sionista de Palestina, que era, como decimos, un eje vertebrador de la identidad de la generación de sus padres, sin ir más lejos. Se hace fuerte así la hipótesis de los medios de comunicación como vehículo elocuente de transmisión de estereotipos y versiones de la realidad.

Se observa, asimismo, un cambio en la percepción de su lengua, pues afirman mayoritariamente que su lengua es la *dāriÿa* cuando hace apenas cinco años decían que era el árabe. Esta percepción es, en cierto modo, paradójica, pues la lengua que hablan prácticamente todo el rato en el colegio es el español. Los alumnos bereberes consideran que el *šelḥa* o *chelja,* el bereber, es el árabe comprensible, mientras que con el término *tamazigh* se refieren a las variedades del bereber que no les resultan familiares. En la percepción lingüística del grupo de niños escolarizados por primera vez en España, la *dāriÿa* aglutina a la *dāriÿa* propiamente dicha así como a la lengua materna de un modo general. En el caso de los niños escolarizados previamente en Marruecos la cuestión cambia, pues sí que distinguen entre la *dāriÿa* como lengua hablada y el árabe, que remite a la variedad escrita.

Los hablantes de *dāriÿa* están, como vemos, en un difícil pero apasionante proceso de reconstrucción identitaria en el que su lengua esté más vinculada al presente y al futuro que al pasado, a la realidad más que al ideal. Más concretamente, el entramado psicolingüístico de los alumnos magrebíes inmigrantes en España está, pues, urdido fundamentalmente por dos lenguas: el español, lengua de acogida, y el árabe marroquí –a su vez en tensión diglósica con el árabe escrito–, que dibujan los trazos de esta identidad en construcción.

El árabe marroquí funciona como el vehículo comunicativo intergeneracional y transnacional en el que los niños se comunican con su familia, con sus parientes que viven en Europa y con los que viven en Marruecos. En este sentido la segunda generación, la generación bisagra, es decisiva en tanto todavía permite revertir la inercia hacia la pérdida progresiva de la lengua de origen, que supondría, como es sabido, el primer paso hacia una aculturación a menudo de indeseables consecuencias. Hashmi (2000: 164) hace referencia a la incómoda situación de la segunda generación de migrantes europeos musulmanes que se sienten fuera del mundo de sus padres, por una parte, y, en cierto modo, de la sociedad de acogida, por la otra. Afirma, asimismo (2000: 173), que esta generación muestra una identidad más compleja que la primera y que en ella, la coordenada espacial es fundamental. De hecho, en nuestro corpus se observa cómo los informantes hacen constantes referencias al entorno físico directo en frases como «yo soy de aquí, soy almeriense» y «soy almeriense y musulmán».

Además, lo que era una lengua materna ha pasado, en el caso de la segunda generación de niños de origen magrebí nacidos en Europa, a ser en ocasiones una lengua adquirida, lo que nos da idea del prestigio creciente de esta variedad, pues los niños se esfuerzan por aprenderla para relacionarse con su familia marroquí y para, en cierto modo, reconciliarse con sus orígenes.

Así, el bilingüismo debe ser concebido como una herramienta para la integración de los diferentes vectores que constituyen la identidad del colectivo migrante y la simbiosis de sus dos mundos de referencia, de los cuales las lenguas son reflejo y medio de expresión que evita que la diferencia, que es en sí una riqueza para ambas culturas, para ambas identidades, pueda convertirse en un problema. Por todo ello, la enseñanza de español a los niños inmigrantes debe estar encaminada a superar el bilingüismo sustractivo que produce la erosión lingüística y el que es su reflejo más negativo, la aculturación, la pérdida de vínculos con la cultura de origen, y avanzar así hacia un bilingüismo equilibrado en el que las dos lenguas, las dos identidades se complementen de tal manera que los alumnos muestren con total naturalidad una doble lealtad. La enseñanza de la segunda lengua debe por eso tender a dotar al alumno inmigrante de una competencia lingüística integrada que refleje una identidad compleja en la que no haya descapitalización de valores culturales. Por ello, si bien es fundamental el aprendizaje de la lengua del país de acogida, no lo es menos el de la lengua del país de origen, ya que de lo contrario se corre el peligro de que las nuevas generaciones, tras un proceso de pérdida lingüística, vayan olvidando su lengua materna y acaben por no entender, no sólo a su familia de Marruecos, su familia extensa, sino incluso a sus propios padres, con la disfunción en todos los órdenes que esto podría suponer, pues, como afirma Chini (2004: 113) en su análisis de la relación entre el árabe y el italiano, aprender la lengua del país de acogida supone para el niño migrante asumir todo un sistema simbólico y cultural pero, sobre todo, es un proceso de resocialización, de redefinición identitaria y de búsqueda de su lugar en el mundo. La autora enumera con claridad las cuatro reacciones principales en las que el niño migrante puede situarse. La primera es la resistencia cultural, que se alimenta sobre todo de los referentes de la cultura de origen. La segunda, la asimilación, consiste en la aceptación sin reservas de la cultura del nuevo país y el consiguiente rechazo de la de origen. La tercera de las opciones ante la que se encuentra el menor sería la marginalidad, es decir, el sentimiento de exclusión de las dos culturas y la frustración ocasionada por el carácter siempre transitorio de su situación[153]. La cuarta opción, la más deseable, es la basada en la doble referencia, es decir, en la construcción de una identidad binaria y dialéctica resultante de la combinación de los dos mundos culturales en la dirección de una compatibilidad y complementariedad crecientes.

De hecho, autores como Bettoni y Rubino (1996: 135) introducen la generación de migración como variable sociolingüística y observan cómo el fenómeno de la alternancia de códigos se produce sobre todo en la segunda generación. En la misma línea, Favaro (2012: 256) diseña un árbol genealógico lingüístico de la familia migrante, según el cual si la primera generación es monolingüe en la lengua de sus padres, en la segunda generación, en la que nos estamos centrando, el hijo es bilingüe y muestra gran flexibilidad comunicativa y el hábito de la mezcla, y es en la tercera generación en la que, si no se remedia, se produce una vuelta hacia el monolingüismo, pero esta vez en la lengua del país de acogida. El reto al que se enfrentan las sociedades multiculturales consiste, pues, en conseguir una sinergia de los dos paradigmas lingüísticos y culturales de la comunidad migrante: el de partida y el de acogida, el árabe y el español, en este caso.

A este respecto, los datos de nuestra encuesta muestran cómo el árabe marroquí empieza a percibirse como el eje de la identidad raigal, de la identidad de partida, muy asociada a su vez al elemento religioso y cultural. Así, recordemos que uno de los alumnos, cuando fue preguntado sobre las diferentes lenguas que empleaba, es decir el árabe y el español, afirmó: «Quiero aprender árabe porque soy árabe, soy

---

153   La pérdida de vínculos con la cultura de partida, con sus raíces, es una de las causas o duelos que pueden motivar, entre otras como la separación forzada de los seres queridos, la añoranza de su lengua, sus paisajes, sus olores, el miedo al fracaso del proyecto migratorio y al rechazo de la sociedad de acogida o la ansiedad por la vulnerabilidad de su situación legal, el llamado por Achótegui (2009) «síndrome de Ulises», una forma de estrés extremo que puede afectar a los grupos de migrantes.

musulmán. Mi lengua es la *dāriẏa».* A veces esta adhesión a los valores islámicos se percibe, como hemos dicho, en cierta contradicción con los que transmite la lengua española y, de hecho, algunos informantes afirman no ver programas de televisión como *Mujeres y hombres y viceversa* para mostrar su rechazo a los valores transmitidos por esa lengua. Así, una alumna afirma: «no veo la tele, es fea y *ḥarām,* hacen cosas malas incluso en los dibujos. Dicen palabrotas y nuestra religión no nos deja». Curiosamente, insistimos, mientras en Marruecos el árabe marroquí está desplazando a las lenguas extranjeras como vehículo de modernidad, en la comunidad migrante esta función es desempeñada por la lengua de acogida.

Los niños marroquíes que viven en España son, pues, ciudadanos con una identidad compleja en tanto que es local y transnacional. Tan es así que cuando les pedimos que situaran en un mapa los países que conocieran, se sorprendieron mucho al ver que Canadá, por ejemplo, no está cerca de Casablanca, pues para su imaginario el país de emigración forma parte de su patria, de su identidad deslocalizada, ubicua, *glocal.* Esta identidad es elástica y mixta, y debe construirse por inclusión y sobre un paradigma de adaptación y de simbiosis entre los diferentes modos de ver la vida trasmitidos por sus dos lenguas: el español, la lengua adquirida y empleada sobre todo en el ámbito social, que transmite los valores de la sociedad de acogida, y el marroquí, la lengua del ámbito privado, familiar portadora de los valores culturales y religiosos de partida aunque, como ocurre en Marruecos, esté comenzando a encarnar las ansias de libertad y ciertos valores universales como el respeto de los derechos humanos.

La *dāriẏa* se está convirtiendo, además, en la lengua de convergencia entre los marroquíes, no sólo de los que habitan en Marruecos, sino de éstos con los que viven fuera. Es también la lengua de la tradición local, pues es aquella en la que se transmiten las creencias populares, los saberes de la tradición local (la terminología de la artesanía, la fitoterapia tradicional), la fraseología y términos específicos de los ritos de tránsito, es la lengua en la que se regulan la relaciones sociales gracias a las distintas pautas de cortesía lingüística, y se transmite la cultura popular gracias a la literatura oral, los cuentos y las canciones. Así, potenciar el árabe marroquí es contribuir a que sus hablantes no sufran aculturación o pérdida de vínculos con su cultura raigal, pues el hecho de que la lengua de cultura sea distinta a la lengua materna crea en el hablante una sensación de situarse fuera de su propio paradigma cultural y muy lejos de la cúspide de la pirámide de prestigio.

En la diáspora, el árabe clásico o estándar, tradicionalmente asociado a la cultura y la educación, está empezando a perder terreno también a favor de la *dāriŷa* al asociarse con el aprendizaje memorístico propio de los antiguos métodos empleados en la escuela coránica.

Resumiendo, para la comunidad migrante de segunda generación el árabe sin adjetivos se refiere de un modo difuso al árabe escrito, que actúa como superestrato un tanto alejado de su entorno más directo. Las lenguas vernáculas, *dāriŷa* y el bereber, son las lenguas de la cotidianidad en el ámbito privado, mientras que el español, la lengua de acogida, es la lengua de la comunicación diaria en el ámbito público, así como la lengua utilizada entre hermanos. El código mixto se emplea de modo indistinto en ambos ámbitos. Esto nos da idea de la complementaridad del bilingüismo de esta generación en la que, en cierto modo, se quiebra la verticalidad del prestigio lingüístico. La *dāriŷa* pasa a representar en la diáspora, de un modo más claro incluso que en el propio Marruecos, el estatus simbólico original de la *fuṣḥà* como lengua que vehicula su cultura, que los une con otras generaciones y refleja los valores morales y religiosos de su comunidad de partida. Curiosamente, la lengua de acogida transmite los valores de modernidad como la igualdad de derechos, la libertad religiosa y la sexual, valores que en Marruecos empieza a transmitir la *dāriŷa;* dicho de otro modo, en los inmigrantes marroquíes en España el español remite a la idea de occidente, lo *rūmī,* y simboliza la modernidad y los valores a ella asociados, como las libertades, el individualismo o la laicidad. Cada una en su entorno, es decir, el árabe marroquí en Marruecos y el español en España, se están postulando como las más apropiadas para la expresión de lo que está en los márgenes del canon moral. En la diáspora son las lenguas de acogida, el español en este caso, las que representan, como es lógico, la apertura al exterior y son frecuentemente el vehículo para abordar los tabúes de la cultura tradicional marroquí. Veámoslo de un modo esquemático:

	Árabe clásico	Árabe marroquí	Bereber	Lenguas de acogida
Identidad vernácula (marroquinidad, islam)		↑		
Identidad árabe	↓			
Pasado	•			
Presente y futuro		↑		
Comunicación transnacional entre marroquíes		•		
Comunicación transgeneracional		•	•	
Identidad raigal (religión y tradiciones)		↑	•	
Prestigio sociolingüístico		↑		•
Tradición	•	↑		
Modernidad				•
Lícito	•	↑		
Tabú				•
Identidad global árabe	•	↑		
Identidad local marroquí		↑	•	
Formación canónica	•	↑		
Saberes tradicionales		•	•	
Público				•
Privado		•	•	
Propio		↑	•	
Foráneo				•

Cuadro 1. El mosaico lingüístico y las polaridades culturales en la diáspora

9.6. Las actitudes lingüísticas de los marroquíes del mundo

En nuestra comparación de las actitudes que mostraban los hablantes marroquíes hacia su lengua hace dos décadas con las que se dan hoy en los marroquíes del mundo, resulta muy interesante comprobar cómo este grupo de informantes concibe la *dāriȳa,* que es ya su lengua de comunicación por escrito, como algo homogéneo y no hace tantas referencias como antes a las diferencias entre variedades dialectales gracias al mencionado proceso de estandarización, favorecido entre otros factores por los medios de comunicación.

Por otra parte, la dispersión, que era otra de las causas de la baja autoestima lingüística de los hablantes de la *dāriŷa*, es ahora no sólo concebida como algo natural, sino que incluso se está produciendo la emergencia de variedades dialectales antes menospreciadas y que hace unos años eran objeto de burlas y chistes[154]. Además, como ya hemos mencionado, la televisión actúa también como homogeneizador lingüístico, como un medio de planificación lingüística implícita muy eficaz. De hecho, por poner un ejemplo, expresiones del árabe clásico como *kaifa hāllu-ka?* o su versión adaptada al marroquí *kif ḥal-ek* كيف حالك؟ «¿cómo estás?» van siendo incorporadas al árabe marroquí con bastante naturalidad por la influencia de los dibujos animados en árabe clásico.

Para los alumnos marroquíes que viven en España el árabe marroquí conlleva, como hemos dicho, ciertas connotaciones que antes tenía el árabe escrito, es decir, se asocia a la identidad raigal vinculada tanto a la cultura popular como a la cultura clásica islámica. Tan es así, que de ser percibido como un árabe clásico mal hablado, un árabe vulgarizado e incorrecto (y no hace falta remontarse al periodo colonial, sino simplemente a hace poco más de una década), pasa a ser hoy en día objeto de reivindicación y orgullo. Tal es la legitimidad que el marroquí está adquiriendo que algunos alumnos se preguntan: «¿por qué en los dibujos animados dicen *sayāra*, el término clásico, si en realidad es *tomobila?*». Tal es, insistimos, la dimensión del cambio en la percepción de

---

[154] Otros factores como la preferencia del actual rey por la zona norte o el auge futbolístico del equipo de la ciudad de Tetuán desde que el Atlético de Tetuán se proclamara campeón de liga en los años 2012 y 2014, han provocado un cierto ascenso del prestigio lingüístico del árabe marroquí septentrional e incluso la emergencia del tetuaní dentro del ámbito dialectal norteño. Por su parte, la serie televisiva *Lalla Mnana* ha puesto su granito de arena para que el grado de legitimidad de la *dāriŷa* norteña aumente. Los niños son conscientes de ello y, de hecho, cuando oyen hablar de la serie, dicen al profesor: «los de *Lalla Mnana* hablan como tú», y están empezando a incorporar expresiones típicas de este dialecto como *ntīna* para el pronombre de la segunda persona del singular, o *šāšiya* para referirse al sombrero típico que se está popularizando gracias a las imágenes retransmitidas de los partidos de fútbol en los que gran parte del público lo lleva puesto.

su lengua que nuestros informantes afirman mayoritariamente que su lengua es la *dāriẏa* cuando hace apenas cinco años decían que era el árabe, sin adjetivos.

Análogo proceso de revalorización se produce en lo que respecta a la hibridez que era, en el siglo pasado, otro de los motivos de inseguridad lingüística de los hablantes de variedades no codificadas, pues el carácter mixto ya no se concibe de un modo tan negativo en la mayoría de los casos, sobre todo entre los jóvenes, sino que, como hemos observado, la alternancia entre el árabe marroquí y el árabe clásico, y el español amplía su abanico funcional y sirve, entre otras funciones, como vehículo glosodidáctico en el ambiente familiar, es decir, para enseñar español a sus padres, para cambiar el tono de los enunciados, para expresar sentimientos intensos como el enfado y para poner el énfasis en algún concepto, idea o sentimiento. Así lo hace patente uno de nuestros informantes cuando afirma: «en casa hablo marroquí, pero cuando me enfado con mi hermano hablo en español, con mis padres siempre en marroquí». Este código mixto de alternancia de códigos lingüísticos y culturales es la vía de expresión de la identidad mestiza de los hablantes bilingües, pues funciona además como la estrategia lingüística que más clara y eficazmente visibiliza y da voz a la hibridez identitaria de este grupo y opera como un instrumento de apoyo, aceleración, consolidación de lo aprendido y, en definitiva, de adaptación al nuevo entorno. Veámoslo de un modo más gráfico en el siguiente cuadro:

	Árabe clásico	Árabe marroquí
Oralidad	↑	•
Escritura	•	↑
Dispersión		↓
Convergencia	•	↑
Valoración de la hibridez		↑
Prestigio sociolingüístico	•	↑

Cuadro 2. Factores determinantes de las actitudes lingüísticas en la diáspora

10. La evolución de la conciencia sociolingüística marroquí

10.1. Introducción

En este capítulo veremos con más detenimiento esta evolución en la conciencia lingüística de los marroquíes, el ascenso en el nivel de prestigio sociolingüístico de la *dāriya*, su legitimación como eje de una identidad dúctil, movediza y de pertenencia múltiple, que refleja a su vez un cambio en el equilibrio de las polaridades que vertebran el universo cultural de esta comunidad lingüística. Si en el capítulo anterior vimos la evolución de las polaridades etnolingüísticas en la diáspora, en lo que sigue veremos su evolución dentro del país.

10.2. Las polaridades culturales y lingüísticas en el Marruecos tradicional

Las culturas son, en cierto modo, distintas maneras de lograr el equilibrio. De hecho, lo que hace que una cultura prevalezca es precisamente esa estabilidad de fuerzas opuestas y complementarias. Cuando tal armonía se ve trastocada y dichas fuerzas se desdibujan o entran en crisis, ya sea por contacto con un elemento exógeno o por desgaste de un elemento propio, es cuando surge la necesidad de buscar un nuevo contrapunto[155]. Los polos de la diglosia siguen transparentando los ejes transversales fundamentales del mundo árabe contemporáneo, pero ahora de un modo distinto a como lo hacían hace dos décadas. Tales ejes son lo público-lo privado, lo lícito y lo tabú, las identidades global

---

[155] Sobre el reflejo lingüístico de las polaridades culturales en Marruecos consúltese Herrero (2011a).

y local, la unidad y la dispersión, el pasado y el presente, la religión y el laicismo, la formalidad y la informalidad, la tradición y la modernidad, la escritura y la oralidad, el Estado y la sociedad civil, la formación canónica y el saber popular, la cultura y la falta de formación, lo propio y lo foráneo, la oficialidad y la marginalidad, el orden y el caos.

Hace casi dos décadas el primer elemento de cada eje estaba representado, dicho sea *grosso modo*, por el árabe clásico, la variante escrita, común a todos los países árabes, mientras que el segundo, se asociaba a las variantes orales. El hablante vinculaba consciente o inconscientemente la variedad escrita con el ámbito público, con la unidad arabo-islámica, con un pasado insigne y con la religión como elemento aglutinante de la tradición que transmite la formación canónica y los valores y el marco moral, los límites de lo permitido. Representaba simbólicamente el orden, el Estado, *Blād el-Majzen,* frente al caos que escapa al influjo de aquel, el llamado *Blād e-ssība*[156]. Las lenguas vernáculas, por su parte, quedaban relegadas al ámbito privado y reflejaban la identidad local, lo *beldi;* eran empleadas para transmitir los saberes populares, representaban un presente un tanto confuso y eran consideradas lenguas dispersas, mixtas, lenguas de la informalidad asociadas a menudo a la falta de formación. Los polos de la diglosia se relacionaban también con otro de los binomios fundamentales que actúa en el inconsciente colectivo, que es la disociación entre lo moralmente lícito y lo que no lo es, lo *ḥalāl* y lo *ḥarām,* puesto que, por ejemplo, las expresiones y/o los vocablos malsonantes, las maldiciones y los insultos son proferidos en las lenguas vernáculas[157]. Por otra parte, la dicotomía clásica entre el árabe, los árabes, y las lenguas extranjeras correspondía a la polaridad, propia del *fiqh* o jurisprudencia tradicional, entre *Bilād al-Islām* y *Bilād al-ḥarb,* es decir, el árabe como la lengua de la religión frente a las lenguas extranjeras, que eran el portaestandarte de la laicidad. La lengua, las lenguas del ámbito público o *('āmm)* eran hasta hace dos décadas exclusivamente el francés y el árabe clásico, mientras que el árabe marroquí y el bereber quedaban relegados al ámbito de lo privado

---

156   Se trata de la clásica fórmula del Estado marroquí premoderno y que servía para distinguir las zonas leales o bajo control del sultán de las zonas de tribus rebeldes a esta autoridad.

157   Sobre la (des)cortesía lingüística en árabe marroquí consúltese Herrero (1996: 167–178).

(jāṣṣ). Mientras que el árabe era la lengua portadora de la tradición cultural *turāṯ*, de la tradición entendida como ortodoxia o *sunna*, los saberes tradicionales, la tradición local, estaba representada por las lenguas vernáculas. Los valores de modernidad, así como todo lo exógeno, lo *rūmī*, se vinculaba con el francés. El árabe clásico y el francés, las dos lenguas codificadas, eran consideradas prácticamente las únicas lenguas de cultura *taqāfa* y formación *adāb,* mientras que las lenguas vernáculas eran, en cierto modo, reflejo de atraso y analfabetismo. Veámoslo de un modo más gráfico en el siguiente cuadro[158].

	Árabe clásico	Árabe marroquí	Lenguas extranjeras
Público	•		•
Privado		•	
Lícito	•		
Tabú		•	•
Global (panárabe)	•		
Local (marroquí)		•	
Tradición	•	•	
Modernidad			•
Cultura/Formación	•		•
Analfabetismo		•	
Saber clásico	•		
Saberes populares		•	
Propio	•	•	
Foráneo			•

Cuadro 3. Polaridades culturales y variedades lingüísticas anteriores a la Primavera del árabe marroquí

---

158 Aunque somos conscientes de que toda dicotomía es una simplificación, hemos recurrido, en aras de una mayor claridad, a una clasificación de carácter binario.

10.3. La evolución de la diglosia marroquí como reflejo de las polaridades culturales

No obstante, como sabemos, desde el comienzo del nuevo siglo, del nuevo milenio, la *dāriŷa* ha ido apropiándose, paulatina pero progresivamente, del espacio público, representando a la identidad más global, rebasando el ámbito de la oralidad e, incluso, adquiriendo tintes de formalidad, de cierta oficialidad. El árabe estándar por su parte se está desenvolviendo cada día con mayor soltura en el ámbito oral gracias a la emergencia de registros intermedios.

Pero es en el ámbito simbólico en el que este cambio resulta más llamativo, pues el marroquí está rompiendo el ámbito del tabú, lo *ḥarām*[159]. Efectivamente, está empezando a ser reivindicado como lengua de la tradición (de hecho, incluso como lengua de religión en las mezquitas) y como vehículo de una tradición local marroquí que se está dibujando como fuerza de contrapunto a las corrientes islamistas[160], pues en el aspecto religioso y cultural Marruecos cuenta con una baza adicional: el sufismo, que puede actuar como revulsivo contra discursos fundamentalistas. De hecho, Noureddine Ayouch, uno de los fundadores del grupo Democracia y Modernidad, creado tras los atentados de Casablanca de 2003, concibe, y lo expresa de manera explícita, el árabe marroquí como instrumento para contrarrestar la violencia y la intolerancia. En este sentido, en la televisión pública ya ha comenzado una campaña de alfabetización en la que se utiliza el clásico como medio para combatir el fundamentalismo, dando relevancia a figuras tradicionales del saber popular marroquí, del sufismo, para disputar, como decimos, el espacio público a los islamistas. En este mismo sentido de proteger a Marruecos del extremismo religioso de corte *wahabi,* en el año 2015 el rey Mohamed VI inauguró el Instituto de Formación de Imames y Predicadoras *muršidāt* de Rabat. Otro tanto ocurre con el canal de radio y televisión *Assadissa* (*lit.* «la Sexta»), creado en el año 2005

---

159 Jablonka (2007: 83) afirma que la oposición entre lo *ḥarām* y lo *ḥalāl* está mucho más clara en Marruecos que en otros países árabes.

160 Tollefson (2013: 30) subraya el papel de los lingüistas en la lucha contra el fundamentalismo religioso y el neofascismo, que llevan aparejada una hostilidad hacia el otro encarnado por los migrantes y las minorías etnolingüísticas.

por el Estado marroquí para competir y contrarrestar la influencia de algunos canales egipcios y saudíes de contenido religioso, con el que se pretende frenar el avance del salafismo mediático, como explica Grosrichard en el diario *Le Monde* (20/1/2016), e incluso de la propaganda yihadista de Dáesh, que, como apunta Benraad (2017), presta especial atención a la pulcritud de su árabe. Este proceso tiene lugar dentro de una línea de actuación del Ministerio de Asuntos Religiosos –cuyo titular es designado directamente por el monarca– dirigida a controlar este ámbito y otorgar centralidad a la función del monarca como autoridad religiosa, como *Amīr al-mu'minīn* o Príncipe de los creyentes. No obstante, esta tendencia a que el marroquí comparta cierta legitimidad religiosa continúa teniendo también sus resistencias. Así, el periódico *Al-Massae* el 7 de octubre de 2014, en un intento de frenar el avance de la *dāriŷa* que venimos mencionando, realizó un encuesta en la que 3048 personas respondieron a la pregunta: «¿son los seriales turcos doblados en *dāriŷa* un ejemplo positivo para la sociedad marroquí?». Los resultados de tal encuesta muestran que un 71 % de los lectores del periódico afirmó que no. El hecho de que se realice una encuesta de este tipo para desvalorizar la *dāriŷa* ya habla elocuentemente de su avance y la preocupación que suscita. En esta línea, las tendencias islamistas en Marruecos se erigen en detractoras de la enseñanza de la *dāriŷa*, aunque no de su empleo como lengua vehicular. El árabe clásico, por su parte, adquiere también un valor aglutinante del mundo árabe en los medios de comunicación panárabes, la televisión vía satélite e Internet, pues no podemos olvidar la función cohesiva de medios como el canal de televisión vía satélite Al Jazeera, las cadenas religiosas como Iqra u otras dirigidas a un público juvenil e infantil como MBC3.

Pero eso no es todo. El árabe marroquí también está copando un espacio simbólico que ocupaban las lenguas extranjeras, pues comienza a ser la voz de una juventud que reivindica su participación y su libertad desvelando los tabúes y empleando para ello una lengua que en tal entorno era, hasta entonces, también tabú. Curiosamente, el empleo de esta variedad lingüística como expresión de rebeldía frente al poder impuesto no se circunscribe a los jóvenes de procedencia marroquí, pues, en países como Francia por ejemplo, algunos grupos de jóvenes e intelectuales que no son necesariamente de este origen intercalan en su discurso en francés frases sueltas en esta lengua con un tono contestatario o, como nos informa Carmen Gauthier, una franco-española de doce años, «para parecer más *cool*». Aunque esta tendencia lingüística no ha llegado a España aún, sí nos habla elocuentemente del fenómeno. El francés adquiere por su parte una nueva función, pues es la lengua empleada para transmitir la conectividad transnacional en las manifestaciones reivindicativas en la calle y hacerse escuchar por la opinión pública internacional; recordemos una vez más la célebre exhortativa *dégage!* de las protestas callejeras de Túnez.

Así, la inversión de la pirámide de prestigio lingüístico de las lenguas orales y en concreto del árabe marroquí está suponiendo una subversión de las pautas establecidas por las élites, pues la frontera de lo ilícito siempre ha sido un arma para la imposición y mantenimiento del poder. Como apunta Caubet (2003: 247), el árabe marroquí comienza a encarnar valores de modernidad[161] y deja atrás el lastre de ser signo y símbolo de atraso y analfabetismo. Así, en el siguiente cuadro podemos observar cómo la diglosia marroquí se torna en un continuo más fluido, y no hablamos ya de dicotomías, sino de procesos[162]. Observamos asimismo cómo surgen nuevas polaridades, y el árabe marroquí empieza a vehicular valores de ciudadanía como la igualdad de derechos, la democracia o la libertad religiosa y de expresión que se contraponen a la idea de control, de formalidad y de jerarquización de las relaciones sociales transmitidas por el árabe. La nueva situación sociolingüística sería, pues, la siguiente:

	Árabe clásico	Árabe marroquí	Lenguas extranjeras
Lícito	●	↑	
Tabú		↓	●
Tradición	●	↑	
Modernidad		↑	●

---

161 La autora cita como precursor de la asociación entre las lenguas árabes orales y la modernidad a Benrabah, que ya en 1992 publicaba un artículo titulado «La modernidad pasa por el árabe argelino».

162 Los signos de las flechas ascendentes y descendentes hacen alusión en los cuadros a las tendencias de cambio sociolingüístico.

	Árabe clásico	Árabe marroquí	Lenguas extranjeras
Conectividad transnacional		•	•
Cultura/Formación	•	↑	
Analfabetismo		↓	
Formacion canónica	•	↑	
Saberes tradicionales		•	
Propio	•	↑	
Foráneo			•
Libertad, individualismo		•	•
Control, poder central	•		
Formalidad	•		
Relajación		•	
Verticalidad	•		
Horizontalidad		•	

Cuadro 4. Polaridades culturales y variedades lingüísticas tras la Primavera del árabe marroquí

10.4. El árabe marroquí como nuevo eje identitario

La identidad se define, pues, a través de los límites, de una normalización que se construye sobre unos pilares básicos: la adscripción religiosa y lingüística asociada al árabe y la expresión del mundo subjetivo emocional y de la cotidianeidad antropológica asociadas al árabe marroquí o, en el caso de los berberófonos, al *(t)amazigh*. La identidad de los hablantes del árabe marroquí se asienta así sobre un trípode cuyos ejes están representados por tres lenguas: las lenguas orales (el *tamazigh* y la *dāriŷa*), que simbolizan la identidad local, dan voz a la cultura popular, lo *beldi*, a la etnicidad y al mundo emocional de la intimidad; el francés, que sigue mostrando, a pesar de su retroceso, un cierto estatus de quien lo emplea y encarna la autoridad política y la superestructura administrativa y económica, y el árabe clásico, que configura el canon lingüístico, la autoridad religiosa y la legitimidad cultural, y sirve para delimitar los contornos de lo sagrado, los vectores de la identidad mítica. Se solapaban así la identidad local asociada al árabe hablado y la adscripción a una supraidentidad cultural representada por el árabe clásico, que actuaba –y lo sigue haciendo, debido a la creciente islamización y alfabetización de ciertos sectores de esta comunidad– como eje que aglutina, conserva y transmite los valores religiosos y culturales del islam.

Como estamos viendo, la identidad social se construye, reconstruye y deconstruye a partir de criterios políticos, administrativos, culturales, religiosos y antropológicos constituidos por un magma de costumbres, ritos y creencias y, de un modo definitorio y aglutinante, por la lengua. Estos ejes dibujan el canon, la norma, y con ello la idea de legitimidad, que se perfila mediante polaridades como la dicotomía musulmán-no musulmán o aquellas otras que marcan el paradigma antropológico con la estanqueidad o apertura de los espacios público y privado y la separación de espacios por género, propias de las sociedades patriarcales de todo el Mediterráneo; el situarse dentro o fuera del canon moral marcado por los límites de lo lícito (lo *ḥalāl* y lo *ḥarām*) o, ya en el ámbito lingüístico, el respeto o no de las pautas de corrección, propiedad y adecuación contextual. El lenguaje organiza así el pensamiento simbólico y articula los ejes que configuran la identidad. Si hay incongruencias entre éste, el lenguaje, y aquella, la identidad, ésta resulta descentrada, dislocada. El discurso refleja y construye la subjetividad, la autopercepción individual y la percepción del otro, pues, como hemos visto a lo largo de este trabajo, al elegir una lengua el hablante puede a la vez mostrar su adhesión a diversos valores culturales sin sentir necesariamente una incompatibilidad y definir *ad hoc* los contornos de su estar en el mundo. Así, la identidad se basa en vectores configuradores como el sexo, la edad o la procedencia, que definen quién es el hablante, y en otros elementos variables que perfilan quién quiere ser, su relación de poder en el grupo o su ubicación central o periférica dentro del mismo.

Más concretamente, estrategias lingüísticas –propias de cualquier código mixto en proceso de criollización– como la alternancia de códigos en el árabe marroquí hablado dentro y fuera de Marruecos, sirven de vehículo para expresar esta hibridez que el hablante, como hemos visto en nuestro corpus, hace suya sin encasillarse en una identidad compacta, sino con la libertad de adscribirse a conveniencia a uno u otro paradigma según la lengua que elija en cada caso. Este carácter mixto y flexible del marroquí le permite expresar quién es otorgándole una identidad de contornos moldeables, no sólo en el nivel grupal, social, sino también en el ámbito individual. En definitiva, la comunidad lingüística amplía y redefine los contornos de su identidad según convenga, desdibujando y rediseñando lo liminar en un colorista *collage* semiótico y configurando un paradigma, es decir, creando un acuerdo implícito sobre la verdad y, ya en el ámbito lingüístico, esculpiendo una norma y consensuando las nuevas pautas.

Creemos que este fenómeno de construcción de una identidad más compleja, policéntrica y polívoca, no ha hecho más que empezar, y que el alcance de esta rápida y –creemos– imparable evolución no se limita a las fronteras nacionales, sino que, «a lomos» de los distintos medios de comunicación, adquiere una dimensión transnacional que alcanza, como hemos visto en el capítulo anterior, a los migrantes marroquíes no sólo de primera, sino también de segunda generación, pues las lenguas, las culturas y las personas nos definimos, cada día más, de un modo híbrido, flexible y caracterizado por la complementariedad. Sabemos que cuando la identidad se basa en el pilar de la autenticidad se torna excluyente y monolítica, y se producen desviaciones como el separatismo, el racismo o el lingüismo. No es el caso de la identidad de la comunidad arabófona marroquí, que percibe la lengua oral como el vehículo que da voz a una marroquinidad construida sobre la idea de pertenencia múltiple.

10.5. Evolución diacrónica del paisaje sociolingüístico marroquí

Para terminar nuestro recorrido diacrónico, a modo de resumen, recapitularemos en este epígrafe cuáles han sido las principales etapas en la evolución sociolingüística marroquí.

Tal y como vemos en el cuadro siguiente, en la etapa colonial las lenguas extranjeras representaban una identidad exógena impuesta y basada en la mímesis del paradigma occidental que ha llegado a dar pie a cierta aculturación, cuando no a una verdadera crisis de identidad. Tras las independencias, el árabe clásico se torna en portaestandarte de una identidad nacionalista panárabe que, sin embargo, no cuajó por falta de voluntad política real y que reflejaba un cierto silenciamiento de la sociedad civil, un relativo elitismo (pues era una lengua sólo accesible a las clases cultivadas) y una deficiente gestión de la diversidad lingüística y étnica de los países árabes, en especial de los del Magreb. A partir de comienzos del nuevo siglo, del nuevo milenio, los dialectos orientales pierden en Marruecos su papel como medios de expresión de las manifestaciones informales de la cultura (música, cine, televisión) en favor de la lengua vernácula, de una manera más visible que en otros países del mundo árabe[163], y la *dāriȳa* comienza a representar una identidad más simbiótica, aunque, como vemos en el cuadro que reproducimos a continuación, aspectos como la no estandarización, la escasez de material educativo, el carácter difuso de la norma lingüística y la escasez de fuentes literarias ralentizan su ascenso.

	Variedad de prestigio	**Identidad: características**	**Identidad: ejes**	**Aspectos negativos**
Etapa colonial (años 20–50)	Lenguas extranjeras	Exógena	Mimesis del paradigma occidental	Aculturación
		Impuesta		
Etapa tras las independencias (años 50–90)	Árabe clásico	Panárabe	Pureza	Falta de voluntad política real
				Insuficiencia de recursos
			Elitismo	
		Nacionalista		Deficiente gestión de la diversidad
			Estatismo	Silenciamiento de la sociedad civil

---

163   Estas tres etapas son denominadas *introductory stage, action stage* y *stage of acceptance* respectivamente por Benítez Fernández, de Ruiter y Tamer (2012: 82).

Nuevo siglo (años 2000)	Lenguas vernáculas	Local	Hibridez	Carácter difuso de la norma lingüística
				No estandarización
		Transnacional	Integración	Escasez de fuentes literarias
			Dinamismo	Escasez de material educativo

Cuadro 5. Evolución diacrónica del paisaje sociolingüístico marroquí

10.6. La transición de la conciencia sociolingüística marroquí

Cuando hablamos de las actitudes que configuran la conciencia lingüística, hemos de tener en cuenta que se trata de una cuestión de bastante complejidad, reflejo de una ambivalencia casi consustancial, pues unas son abiertas, mientras que otras operan de un modo encubierto. Además, hay actitudes que se conforman en el nivel consciente, mientras que otras lo hacen sólo en el nivel inconsciente. Lo que sí es evidente es que la percepción de la *dāriya* y del resto de variedades que constituyen la pirámide lingüística de los marroquíes ha variado considerablemente respecto a la de hace dos décadas.

De Ruiter y Ziamari (2014) hacen un estudio comparativo observando la evolución diacrónica de las actitudes lingüísticas de los jóvenes marroquíes que viven en Marruecos, y de la comparación entre los resultados arrojados por la encuesta realizada en 2002/2003 con la realizada en 2009–2012, extraen las siguientes conclusiones: Las actitudes hacia las variedades en juego siguen siendo ambivalentes (2014: 148); el árabe estándar conserva un estatus privilegiado e incluso manifiesta un crecimiento en el ámbito del uso oral (2014: 87); el francés ha perdido peso e interés (2014: 56). Respecto al *amazigh*, los autores muestran cómo ha subido peldaños en la consideración de los hablantes, pues hay ya un número representativo de berberófonos capaces de leer y escribir en esta lengua y la política de revalorización de las lenguas *amazigh* recibe una buena acogida (2014: 136). Curiosamente, los berberófonos dominan oralmente mejor el árabe marroquí que lo que llaman su lengua materna, por la que sienten, sin embargo, mayor aprecio. Es decir, la consideración del *amazigh* va *in crescendo* (2014: 145). El árabe marroquí aparece en la última encuesta como la lengua de comunicación más importante y asciende peldaños en su función de lengua de cultura (2014: 110–111); el árabe estándar sigue siendo considerado, seguido por el árabe marroquí, la lengua más bella e importante para los hablantes (2014: 116). Se mantiene e incluso aumenta el rechazo del árabe marroquí como lengua de enseñanza, aunque gana espacio como lengua de escritura (2014: 142). Observan asimismo que en la segunda encuesta hay menos comentarios negativos sobre la *dāriŷa* (2014: 143). En cuanto al árabe medio o árabe marroquí culto, los jóvenes marroquíes consideran que hablan árabe estándar más frecuentemente que nunca, haciendo mezclas con el árabe marroquí. Dicho estándar actúa como lengua vehicular, como lengua franca en las cadenas internacionales de televisión de tipo panárabe, que emiten programas muy populares como el mencionado *Arab Idol* y *The Voice* (2014: 151).

Efectivamente, el árabe marroquí ha pasado a ser, como sabemos, el eje de una identidad local sobre todo para la juventud, tanto para la que vive dentro de Marruecos como para la que lo hace fuera. Así, la situación sociolingüística ha variado de tal modo que de la baja autoestima que mostraban sus hablantes hace veinte años, la *dāriŷa* ha pasado a ser en la última década la piedra angular para la construcción de una identidad policéntrica y en muchos casos transnacional.

Además, la dispersión diatópica de la que se quejaban hace veinte años los hablantes está siendo paliada, sobre todo en la comunidad lingüística transnacional, por la tendencia a la convergencia gracias a recursos homogeneizadores como la alternancia de códigos. La no estandarización que observábamos en los años ochenta y noventa está siendo sustituida por una cierta tendencia a la homogeneidad con iniciativas como el doblaje de las series televisivas al árabe marroquí, a una especie de *coiné* marroquí con la que todo espectador se identifica[164]. La televisión, la 2M en concreto, actúa, pues, como medio de planificación lingüística implícita consecuencia de la liberalización del mercado audiovisual.

El marroquí, que era antes una lengua que remitía inconscientemente a la idea de fragmentación, hoy en día comienza a ser percibido como la lengua aglutinante de los marroquíes, ya que es entendida por arabófonos y berberófonos con independencia de cuál sea su nivel cultural.

Otro de los factores que hacía que la valoración de la propia lengua fuera baja, además de la dispersión o la hibridez, era su no codificación, que se asociaba a la falta de normas, cuando no a la anormalidad. Actualmente, sobre todo gracias al auge de las nuevas tecnologías, el marroquí se escribe –y se escribe mucho– sobre todo en este nuevo registro a caballo entre la oralidad y la escritura que es, como decimos, el cibertexto y lo que supone un paso más allá en su proceso de formalización, en el registro literario. Recordemos, por último, que existe, aparte del cibertexto y la televisión, otro medio que, aunque con menor incidencia en el colectivo que analizamos, también contribuido notablemente a esta conquista de espacios nuevos por parte de la *dāriya*: la prensa. Así, los niños de nuestro trabajo, ante la portada del número 630 del mencionado semanario *TelQuel*, que está, como sabemos, muy vinculado a la *dāriya*, no pudieron reprimir la risa cuando vieron en portada la imagen de la cara del presentador del *Rachid Show* por ver en el soporte escrito algo que para ellos pertenecía exclusivamente al ámbito de la oralidad, ya que el programa se caracteriza por su espontaneidad y sobre todo por su carácter informal, que percibían, en cierto modo, como incompatible con el registro escrito.

Veamos esta evolución diacrónica de un modo esquemático en la siguiente secuencia: en el cuadro 6 veremos el panorama lingüístico marroquí del siglo pasado y en el 7, la situación en el siglo XXI.

---

164   *TelQuel,* número 418.

	Árabe clásico	Lenguas vernáculas	Lenguas extranjeras
Oralidad		•	
Escritura	•		•
Dispersión		•	
Convergencia	•		•
Pureza/belleza	•		
Hibridez		•	
Estandarización	•		•
Informalidad		•	
Codificación	•		•
No codificación		•	
Prestigio social	•		•
Aprendizaje memorístico	•		
Espíritu crítico			•
Expresión del universo racional			•
Expresión del universo emocional		•	
Lengua de enseñanza	•		•
Lengua de comunicación cotidiana		•	
Lengua culta interarabe	•		

Cuadro 6. Panorama lingüístico marroquí del siglo pasado

	Árabe clásico	Lenguas vernáculas	Lenguas extranjeras
Oralidad	↑	•	
Escritura	•	↑	•
Dispersión		↓	
Convergencia	•	↑	•
Pureza/belleza	•		
Hibridez		•	
Estandarización	•	↑	•
Informalidad		•	
Codificación	•	↑	•
No codificación		•	

	Árabe clásico	Lenguas vernáculas	Lenguas extranjeras
Prestigio social	●	↑	↓
Aprendizaje memorístico	●		
Espíritu crítico		↑	●
Expresión del universo racional		↑	●
Expresión del universo emocional		●	
Lengua de enseñanza	●	↑	↓
Lengua de comunicación cotidiana	↑	●	↓
Lengua franca entre marroquíes		↑	
Lengua de cultura	●	↑	●

Cuadro 7. Panorama lingüístico marroquí en el nuevo siglo

A modo de conclusión

Hacia el equilibrio sociolingüístico. Una propuesta

Tras este recorrido diacrónico y diatópico hemos podido observar el proceso de transición por el que desde hace aproximadamente dos décadas atraviesa el árabe hablado en Marruecos. El origen del cambio es, como ocurre con todos los cambios sociales, multifactorial, pues, a razones de tipo político, económico y social como el auge tecnológico, la movilidad social o la globalización se une el descontento de los pueblos que configuran el mundo árabe, que desemboca en movimientos sociales de carácter reivindicativo, las controvertidas Primaveras árabes que han contado con la difusión capilar, exponencial e instantánea que la comunicación vía Internet proporciona.

Como hemos visto, el papel de los medios de comunicación tradicionales como la televisión y de los nuevos medios de comunicación vía Internet ha sido fundamental para que lo que hace dos décadas era una diglosia estable se esté fluidificando y sus polos se vayan acercando, solapando e interpenetrando según los casos. La televisión, con el doblaje de las series al marroquí, ha provocado el comienzo de un proceso de estandarización informal y ha otorgado a la *dāriŷa* legitimidad como lengua de cultura empleando un registro intermedio –el árabe marroquí formal en los programas de tipo cultural–, legitimidad que paulatinamente adquiere también en el ámbito literario. Internet ha supuesto, asimismo, una codificación informal, ha ampliado la comunidad lingüística y ha favorecido, con otro registro intermedio, el cibertexto, el tránsito de la oralidad a la escritura del árabe marroquí. Por su parte, la prensa se ha hecho eco de la polémica, ha contribuido a darle centralidad y en algunos casos ha sido no sólo reflejo, sino también detonante de los cambios, como hemos visto con publicaciones como *Nichane* o *TelQuel*.

En este contexto de cambios, la *dāriŷa* ha ido desplazándose desde el tabú hasta el centro del debate con la ampliación de su abanico funcional al registro escrito y su conquista de ciertas esferas del ámbito público. Por poner sólo un ejemplo que evidencie la transición en la conciencia sociolingüística, diremos que el árabe marroquí, que en época colonial o del Protectorado se denominaba *árabe vulgar* y más tarde, con el auge de la dialectología, pasó a denominarse *dialecto marroquí*, es ahora conocido con expresiones más neutras como *árabe marroquí* o *árabe hablado en Marruecos* o incluso, como hemos visto, con el término árabe *dāriŷa*.

A lo largo de este libro hemos abordado esta legitimidad emergente de la *dāriŷa*, que está abandonando la periferia simbólica gracias a la conquista de espacios nucleares, la asunción de funciones antes reservadas al *fusḥà* y, como decimos, a la emergencia de nuevos registros intermedios.

Hay toda una serie de hechos paradigmáticos que han ido produciendo este cambio progresivo en la conciencia lingüística, tanto los de carácter espontáneo como los derivados de la planificación lingüística no explícita, que han hecho variar la percepción que de la *dāriŷa* tiene la comunidad de habla nacional y transnacional, para la que se convierte en un irrenunciable eje de reconstrucción identitaria. Se trata, como hemos visto a lo largo de todo el libro, de una identidad compleja, transversal, elástica y mixta en la que el ideal excluyente de pureza ha dado paso a un ideal de complementariedad y a una identidad más abierta, transnacional, entre lo local y lo global.

Si hasta hace unos años la mayoría de los hablantes consideraban que su lengua, el árabe marroquí, era un habla incorrecta –debido a la inestabilidad de la norma, la permeabilidad y la flexibilidad que caracterizan a estas variedades–, últimamente se reivindica el carácter vehicular de esta identidad local emergente, su empleo como lengua de enseñanza e, incluso, su oficialización como lengua materna de los arabófonos y medio de expresión del mundo emocional y de la cotidianidad antropológica que da voz a la cultura popular local y a la etnicidad de esta comunidad lingüística. La alternancia de códigos entre el árabe marroquí y el francés en Marruecos y, en cierta medida, con el español en la diáspora hacia nuestro país, antes percibida negativamente, refleja ahora la simbiosis y el carácter poroso de la nueva identidad. El árabe clásico continúa actuando como referente de corrección y propiedad, como vehículo de autenticidad cultural y legitimidad religiosa, como transmisor de los valores tradicionales y como referente de prestigio panárabe y panislámico que configura la identidad mítica. Todo ello sin olvidar que el bereber, otra lengua oral con multitud de variantes locales, es asimismo la lengua materna de gran parte de la población marroquí y está siendo reforzada de un modo más rápido que la *dāriŷa*.

La lengua oral vernácula pasa, pues, de ser un tabú cultural a protagonizar polémicas que tienen lugar, como hemos visto, en los programas de televisión y las columnas de los periódicos. La fractura de lo impensado está irrevocablemente unida al deseo de una libertad a menudo secuestrada por los gobernantes en gran parte del mundo árabe actual. La *dāriŷa* es, para sus hablantes, un eje vertebrador de su identidad y, como tal, no debe ser silenciado. La concepción de la *dāriŷa* como algo intocable, inefable e impensable frente al árabe clásico escrito *(fuṣḥà)*, que hasta comienzos del siglo XXI era el referente único y la lengua sagrada, está cambiando, y se está abriendo el «cierre dogmático» del que habla Arkoun en el ámbito de la teología, la jurisprudencia y el pensamiento islámicos. La *dāriŷa* está emergiendo así como símbolo del pueblo constantemente ninguneado, entre otras razones por su desconocimiento del árabe escrito, antes solo accesible a las élites.

El sentido de los cambios debe guiarse, pues, por una visión consensuada, dialogada y compartida, y eso sólo se dará en un genuino ejercicio de democracia que supere los fallos de las políticas lingüísticas de los Estados árabes, que, con raras excepciones, además de seguir sendas revanchistas, han instrumentalizado las lenguas y la religión para dotarse de una ilusoria legitimidad. Aunque bienintencionadas a veces, tales políticas (valga en este caso la generalización) han errado a menudo, como señala Zouhir (2007), en la lectura de la realidad histórica, cultural, política y religiosa del espacio político al que se aplicaban. En este contexto, las demandas de visibilidad y reconocimiento de las lenguas «impensadas» pueden ser percibidas, como hemos visto, como amenazas y, como tales, son debatidas en el espacio público.

Aunque nadie sepa a dónde conducirán los procesos de cambio que están recorriendo el mundo árabe, lo que sí se atisba son algunas rectificaciones, en el sentido de hacer que las leyes recojan parte (por lo general la más visible y reivindicativa) de la pluralidad social y lingüística, como las que se están produciendo en los casos tunecino y marroquí.

Por todo ello está cada día más vivo el debate adyacente sobre la identidad en sentido amplio, que encierra la pregunta: ¿a qué mundo pertenecemos? La sociedad, la gente en Marruecos o en los países de inmigración, vive, por lo general, su identidad lingüística como resultado de una conciencia de pertenencia múltiple en la que la *fuṣḥà*, la *dāriya*, el *amazigh* e incluso las lenguas extranjeras conviven, entran en confrontación o/y se complementan.

No obstante, a pesar de los sustanciosos cambios que se han producido en la percepción más favorable de la lengua oral, ésta sigue provocando cierta inseguridad lingüística en sus hablantes debido a su carácter no codificado ni estandarizado. La legitimación del árabe marroquí requiere por ello de una mayor visibilización social. Dicha legitimación se conseguirá gracias a su empleo como medio de enseñanza en las escuelas o su reconocimiento oficial tras una eficaz planificación lingüística que posibilite su estandarización, es decir, una normalización y codificación que sólo conseguirán consagrarse si, como afirma López Morales (1990), los cambios se fijan a través del sistema de educación nacional; esto es, si cristalizan gracias a una decisión política relevante que, si bien no se atisba en el horizonte inmediato, se antoja irreversible en el futuro. Los debates en torno a su oficialización[165] y a la conveniencia de la enseñanza en *dāriya* en las escuelas han tenido una importante repercusión incluso a nivel institucional. De hecho, en 2010 tuvo lugar un congreso en Casablanca para la defensa del árabe marroquí y su inclusión en la escuela como lengua de enseñanza, e incluso ha sido tema de debate en el Consejo Superior de Educación, el organismo encargado de la mejora del sistema educativo nacional[166]. Interesantísimo a este respecto resulta el

---

165 A este respecto Goytisolo, cuya pérdida como puente entre España y Marruecos es irreparable, ha llegado a afirmar: «Un día, el idioma oficial de Marruecos será la dariya» (Luque 2010).

166 Especialistas como Moscoso (2013 y 2015) y Rivera Reyes (2009a y 2009b) se han mostrado claros partidarios de su empleo como lengua de enseñanza no sólo de Marruecos, sino también en la ciudad de Ceuta.

debate entre Noureddine Ayouch y Abdellah Laroui en el mencionado programa de debate cultural y político más importante de la televisión marroquí, *Mubāšaratan ma'akum,* de la cadena 2M, que tuvo lugar el 28 de noviembre de 2013 y que consiguió récord de audiencia y un notable seguimiento en las redes sociales, lo que nos da idea de la centralidad del tema que estamos tratando[167]. El árabe marroquí utilizado en la enseñanza puede, como abogan sus partidarios, ayudar a crear un sistema educativo más basado en el desarrollo del espíritu crítico, pues es la lengua de la sinceridad, de la normalidad, de la complicidad con el interlocutor, la lengua de la espontaneidad sin formalismos y la que mejor expresa la intensidad emocional. Encarna la lengua en la que el diálogo adquiere más ritmo (son por ello muchos los escritores que, aun escribiendo en árabe normativo, insertan fragmentos en marroquí) y últimamente se está revelando, además, como lengua de cultura. De hecho, es una lengua que proporciona cierta libertad y alienta el espíritu creativo, y son muchas las actividades artísticas como el teatro, el cine, la literatura o la música –no sólo en su vertiente popular, por ser la lengua de las canciones populares, los proverbios y los cuentos infantiles, sino en su faceta más formal–, en las que el árabe marroquí adquiere, como hemos ido viendo, un progresivo protagonismo.

Si la idea de fondo de la sociolingüística es la de que la lengua y la sociedad van de la mano, se nutren mutuamente y la una es reflejo de la otra, la política lingüística es, en sentido amplio, un proyecto de intervención en una (la lengua) para producir cambios en la otra (la sociedad). Por todo ello, tras enumerar las trazas que han ido dibujando el nuevo panorama sociolingüístico, no queremos quedarnos en un mero ejercicio teórico, sino pasar al ámbito de la acción y realizar una propuesta encaminada a paliar los posibles escollos de esta evolución y a posibilitar que la Primavera de la *dāriya* dé sus frutos.

Como primer paso, y en ausencia de una teoría general y universalmente aceptada de la planificación lingüística y, sobre todo, de los cambios sociales y lingüísticos a los que pueda conducir, en este epígrafe planteamos tan solo una hipótesis acerca de cómo puede

---

[167] En tal debate Laroui expresa su desacuerdo respecto a la conveniencia de explicitar el reconocimiento de la *dāriya* como medio de enseñanza, puesto que es la lengua que *de facto* se utiliza en este contexto.

evolucionar la política lingüística, una vez alcanzadas mayores cuotas de libertad y participación políticas. En otras palabras, se trata de un ejercicio de especulación lingüística o de «lingüística-ficción».

La idea-fuerza consiste en la remodelación de la estructura piramidal de las lenguas –que es tanto como decir de los pueblos que las hablan–, que recuerda a la arquitectura de la Torre de Babel (Chagraoui 2007). En la pirámide de la lengua árabe, la *dāriŷa* marroquí estaba en la base, los dialectos del *Mašreq* en la parte intermedia y el *fushà* en la cúspide, con las consiguientes repercusiones en la autoestima lingüística de los hablantes hacia la que es su lengua materna, convertida, cada día más, en un activo de su identidad. La solución estriba en trastocar la concepción de la propia lengua como degradación de la lengua pura y superar el complejo ante el resto de los pueblos cuya habla se considera más cercana a la cúspide, el árabe clásico. Esta percepción de la legitimidad, tan ligada al árabe clásico, ha estado presente en muchos líderes nacionalistas marroquíes que, además de justificarse ante Occidente (como hacían antes sus colegas egipcios y sirios) buscando una modernidad en la tradición islámica de la época primigenia, lo hacían también ante el Oriente árabe, al considerar el árabe magrebí como impuro por estar más alejado de la fuente, el árabe clásico.

La ambivalencia que el hablante marroquí sigue demostrando respecto a las lenguas que componen su paisaje lingüístico refleja, aunque cada día con menor intensidad, de forma isomorfa, toda la complejidad y contradicción de sus actitudes lingüísticas. Esta paradoja está presente en la obra y el pensamiento de los padres del movimiento salafí[168], que, en palabras de Laroui (1984: 75), «nació como reacción contra el reformismo […], como contrapeso a la sumisión colonial» de

---

168   En ese momento de la historia, a mediados del siglo pasado, la palabra *salafī* no tenía la connotación de extremismo religioso y violento que ha ido adquiriendo a raíz de la primera guerra de Afganistán y que se mantiene en la actualidad. Nos referimos a una época en la que era sinónimo de reformismo religioso que nace en oriente y se extiende por la mayoría del territorio árabe con la tríada formada por Afgāni (m. 1897), Abdou (m. 1905) y Rachid Rida (m. 1935), figuras históricas de este movimiento de reforma y búsqueda de adaptación del islam a la modernidad. De este movimiento, que atraviesa gran parte de la geografía del islam, se derivó también su expresión extremista como la corriente representada por Maududi (m. 1979) o algunas corrientes de los Hermanos Musulmanes con su máxima de «islamización de la modernidad».

Marruecos y está encabezado por Allal al Fasi (m. 1974) y su maestro Abou Chouaïb Doukkali (m. 1937), que enarbolan la bandera el árabe clásico para ganar terreno a las lenguas extranjeras.

El árabe clásico ha sido y muy probablemente seguirá siendo el gran activo de la civilización arabo-islámica, su vínculo con el pasado y la plataforma para una concentración regional portadora de un mensaje universal. El pensamiento árabe tiene en la lengua árabe el gran elemento aglutinante de la diversidad. No obstante, el árabe marroquí, el *amazigh*, el francés y, en menor medida, el español son, asimismo, importantes para Marruecos en la era de la globalización.

Otra de las características de esta globalización es un mayor protagonismo de la sociedad civil y una menor presencia y capacidad del Estado-nación en los procesos de planificación lingüística. El Magreb y Marruecos en particular cuentan con un patrimonio cultural, unos recursos humanos, una continuidad histórica y una cierta apertura sociopolítica que hacen pensar que superará los fracasos acumulados aumentando la autoestima del hablante de la *dāriŷa*, aspecto que poco a poco está ganando terreno desde el momento en que hace dos décadas el deber ser y el ser real, es decir, la identidad mítica y la real, que estaban en una tensión excluyente, comienzan a encontrar un punto de conciliación. El conflicto, tal y como se refleja en la prensa árabe, es síntoma de que algo se está moviendo, de que la identidad no es ya una foto fija y de que la *dāriŷa* avanza hacia la conquista de nuevos espacios y funciones, reales y simbólicos, y hacia una nueva consideración por parte de sus hablantes, que a su vez supondrá –esperemos– un cambio en la política lingüística. La planificación directa e implícita –en distinto orden, grado e intensidad– se confabulan así para gestar ese nuevo estatus.

Quien vea el uso de la *dāriŷa* en el parlamento marroquí, en la universidad, en las campañas gubernamentales de tráfico, en algunos títulos de los tabloides y sobre todo en programas culturales de la televisión, percibirá claramente esta evolución en la que el árabe hablado está empezando a representar un modo de reivindicación de la identidad local más permeable al exterior, social y lingüísticamente[169].

---

169   Para más información el proceso de legitimación de la *dāriŷa* consúltese Moustaoui (2007) y El Azami (2008).

Pero este intento de armonización de los polos del *continuum* diglósico no es nada nuevo; hace ya más de tres décadas, algunos autores como Zuhal y Taminian (1984: 20) percibieron la controversia inherente a la situación diglósica y enumeraron las diferentes soluciones a la cuestión, a saber: la adopción del dialecto como lengua oficial de cada país; la universalización de uno de los dialectos árabes más importantes como lengua de cultura y de los medios de comunicación; el enriquecimiento del nivel de los coloquiales por aproximación al clásico; la adopción del árabe culto como lengua nacional de todos los países árabes; el empleo del árabe moderno más simplificado, y, por último, el uso del árabe clásico para todas las funciones. Los especialistas convocados para opinar sobre tales propuestas rechazaron las tres primeras, referidas al empleo del coloquial como solución. La razón aducida fue que el uso de los dialectos amplía la distancia entre los dos polos y puede derivar en el desarrollo de nuevos idiomas en los países árabes, que, como ocurrió con el latín, derivaría en la incomprensibilidad del Corán, provocando algo que ya intentó el colonialismo occidental: la desunión entre los árabes debilitando la fuerza cohesiva que es el lenguaje común. Por otra parte, los autores señalaron que el uso del árabe clásico supondría la desaparición de la cultura y tradiciones populares. Para la adopción del árabe moderno o el árabe clásico se recurrió a su valor religioso y patriótico, aunque a nadie escaparon las dificultades que entraña su aprendizaje, debido a la complejidad de su gramática y morfología.

En nuestra opinión, el árabe clásico tiene un peso, y debe seguir teniéndolo, por ser la lengua de la comunidad religiosa, ser un vínculo con el pasado histórico y vehicular el patrimonio cultural del mundo árabe, así como por servir de lengua franca entre los distintos países que lo constituyen. Es por ello una lengua que debe estar presente en la formación y debe actuar como principal fuente lexificadora, dada su gran riqueza léxica.

Por su parte, como argumentos a favor del reconocimiento del árabe marroquí como lengua oficial y de su estandarización y codificación, argüimos el aligeramiento de la complejidad lingüística debido, por poner un ejemplo, a la simplificación de los plurales y de las formas verbales. Además, como hemos visto, se está constituyendo en vehículo del deseo de justicia, libertad e igualdad que otorga dignidad sociolingüística a sus hablantes al acercar, insistimos, la identidad ideal a la real y tener como núcleo el presente y el futuro en el que el pasado funcione como referencia pero no como lastre.

El marroquí es una lengua que, además, podría facilitar la lucha contra el analfabetismo si fuera implantada como lengua de educación. Fouad Laroui (2011: 93) hace una encendida defensa de la enseñanza en lengua materna para suplir el absentismo y el fracaso escolar; habla incluso del bloqueo mental y de la alienación lingüística que supone expresarse en árabe clásico (2011: 97), pues, afirma, un bilingüismo constructivo se basa siempre en la lengua materna y se ha demostrado que su empleo como lengua de enseñanza es pedagógicamente eficaz.

Por otra parte, esta variedad lingüística puede funcionar como lengua franca al ser la comprendida por todos los marroquíes, tengan el árabe o el bereber como lengua materna y vivan fuera o dentro de Marruecos, pues hay que recordar que el árabe marroquí está empezando a desempeñar parte de esa función cohesiva del árabe estándar en tanto en cuanto es, insistimos, la lengua vehicular entre hablantes con distintos niveles de formación, lengua franca entre marroquíes de dentro y de fuera de Marruecos y lengua de comunicación entre arabófonos y entre éstos y los hablantes bereberes marroquíes, además de ser la lengua empleada entre berberófonos de distintas procedencias.

El árabe marroquí puede, por último, suponer, como hemos dicho, un contrapunto a tendencias exógenas de corte ultraconservador y servir como vehículo de moderación que reivindique una tradición local.

Esquemáticamente, éstos serían los puntos fuertes de cada uno de los polos de la diglosia:

	Árabe clásico	Árabe marroquí
Identidad panárabe	•	
Comprensibilidad interárabe	•	
Lengua franca de la comunidad religiosa	•	
Vehículo del patrimonio cultural	•	
Vínculo con el pasado histórico	•	
Riqueza léxica	•	
Univocidad de la norma lingüística	•	

	Árabe clásico	Árabe marroquí
Sencillez gramatical		•
Portador de valores de cambio		•
Autoestima lingüística		•
Lengua franca entre marroquíes		•
Eficacia pedagógica de la lengua materna		•
Carácter inclusivo		•

Cuadro 8. Árabe clásico y árabe marroquí

Así las cosas, somos conscientes de que hacer una propuesta puede ser un tanto osado y quizá hasta prematuro, pero consideramos que la investigación que parte de la realidad debe intentar incidir sobre ella, y nuestra aportación va encaminada a habilitar los aspectos positivos de cada polo para lograr el equilibrio sociolingüístico marroquí. Somos conscientes también de la complejidad que ello comporta, ya que se debería tomar una serie de decisiones previas. En primer lugar, optar por una estandarización de tipo policéntrico o monocéntrico y, de elegir esta segunda opción, decidir sobre qué variedad se debe cimentar la estandarización. En dicha elección serían fundamentales criterios como el peso identitario de una determinada variedad, es decir, el grado de la conciencia, el orgullo y la lealtad lingüística. Otro criterio selectivo posible sería el centro de irradiación socioeconómica y, por último, el índice de aceptación de la variedad en cuestión por parte de la comunidad lingüística global, además, lógicamente, de cuál sea la más empleada, del criterio cuantitativo, según el cual el habla de Casablanca parece la predominante en los medios de comunicación.

Partiendo del supuesto de que la identidad y su medio de expresión y cambio más eficaz, la lengua, son el nudo gordiano del pensamiento, la planificación lingüística se torna aún más compleja, pues se debe respetar la dignidad inherente a la lengua materna y la adecuación al registro coloquial, a la vez que preservar el registro escrito, elemento cohesivo que vincula a la comunidad con el resto del mundo árabe por una parte y con su pasado histórico por la otra. Dicha política lingüística debería, pues, encaminarse al respeto por la lengua e identidad vernáculas y a la igualdad de los miembros que constituyen la comunidad de lengua mediante la formación en la lengua común.

El principio fundamental de nuestra propuesta es, por ello, armonizar la tendencia a la estandarización con el respeto a las diferencias locales, y se orienta en tres direcciones: una primera dirección lingüística, una segunda educativa y una tercera de tipo político.

Dicha propuesta tiene tres objetivos: normalizar, codificar y visibilizar la variedad hablada, que permitirán que todos los cambios que se están produciendo en el nivel informal se formalicen y que la legitimidad que la *dāriya* está empezando a adquirir de hecho, exista también de derecho[170]. Éstos serían los objetivos de una política lingüística eficaz:

- Aumentar la autoestima sociolingüística de la comunidad de habla adecuando la realidad al ideal.
- Respetar la diversidad lingüística y cultural recurriendo a la fuente lexificadora común.
- Formalizar los cambios que se han ido produciendo de un modo informal.
- Normalizar, codificar y visibilizar la lengua vernácula.

Así, tal y como veremos en el cuadro siguiente, nuestra propuesta tiene como fines ser realista, liberadora, igualitaria, inclusiva y plural. Realista, en el sentido de que creemos que se debe partir de la situación *de facto* y no de una situación utópica; liberadora, pues tiende a acortar la distancia entre el deber ser y el ser real representados por el árabe clásico y los árabes hablados, respectivamente; igualitaria, en el sentido de que la lengua nacional sea siempre un vehículo de comunicación y no un obstáculo para quienes la desconozcan. Dicha propuesta debe ser, como toda política lingüística, inclusiva en el sentido de respetar la ecología sociolingüística, la heteroglosia y el carácter pluricéntrico de las subvariedades locales y las lenguas minoritarias o periféricas sin centralismos excluyentes o discriminatorios, pero garantizando la continuidad cultural. Pero ¿cómo conseguir este equilibrio? Pues bien, proponemos, como hemos adelantado, una acción en tres frentes: el lingüístico, el educativo y el político. Veámoslo de un modo esquemático:

---

170   La Carta de Agadir en 1991 se marcaba siete objetivos en la promoción del *amazigh,* el primero de los cuales era precisamente su reconocimiento oficial en la Constitución.

Acciones lingüísticas	• Normalización de la pronunciación • Regularización ortográfica en caracteres árabes • Normalización de la transcripción en caracteres latinos • Establecimiento de un vocabulario marroquí estándar que recoja diferencias regionales • Establecimiento mecanismos de lexificación recurriendo al árabe clásico • Recopilación de una gramática marroquí basada en el árabe marroquí culto
Acciones educativas	• Disponibilidad digital de la gramática y el diccionario oficiales • Fomento de la traducción de obras clásicas al árabe marroquí • Explotación didáctica de dichas obras • Explotación didáctica de la literatura escrita en árabe marroquí • Fomento del conocimiento de autores extranjeros que introducen vocablos en marroquí • Fortalecimiento del árabe marroquí culto en los medios de comunicación • Alfabetización de toda la población en el árabe escrito • Empleo del árabe marroquí culto como lengua de enseñanza
	En la sociedad de acogida: • Enseñanza del árabe marroquí a la segunda generación de migrantes • Valorización en clase la lengua materna del colectivo migrante • Uso de la lengua materna y de las alternancias en clase
Acciones políticas	• Reconocimiento del árabe marroquí como lengua oficial • Creación de la Academia de la lengua que rija la evolución léxica y gramatical

Cuadro 9. Las acciones hacia el equilibrio sociolingüístico

Como vemos en el cuadro, en el ámbito lingüístico proponemos establecer las normas de pronunciación ortofónica[171] y consolidar una gramática basada en el árabe marroquí culto que actúe así como registro

---

171 O de distintas pronunciaciones correctas si se optase por un modelo pluricéntrico.

bisagra, como pasarela[172] para una mejor adquisición del árabe clásico. Proponemos asimismo adoptar las siguientes medidas en lo que a grafía[173] se refiere: la regularización de la grafía del árabe marroquí con caracteres árabes, su soporte natural, por una parte, y la normalización de la transcripción en caracteres latinos, por la otra.

Las medidas a adoptar en lo que al léxico se refiere serían las siguientes: establecer un vocabulario marroquí estándar, que recoja diferencias regionales y que será una de las labores de una futura Academia de la lengua, y establecer los mecanismos de lexificación ante nuevos conceptos o realidades recurriendo al árabe escrito como fuente[174].

Las medidas a adoptar en lo que a educación se refiere serían el fomento de las traducciones de clásicos como la ya mencionada de *El principito* o, por poner otro ejemplo, la obra poética de Rilke titulada *Elegías de Duino,* traducida por Mourad Alami, y su empleo en la enseñanza, así como de las obras escritas en *dāriȳa* por los autores marroquíes como los que hemos mencionado. Asimismo, se deberá alentar el conocimiento y reconocimiento de los autores extranjeros que introducen en sus obras vocablos en árabe marroquí como, por ejemplo, Juan Goytisolo. Se debería, asimismo, potenciar el fortalecimiento del árabe marroquí culto en medios de comunicación en el registro oral y escrito, alfabetizar a toda la población en la lengua escrita, en el árabe llamado estándar propio de la prensa escrita y la literatura árabe moderna de todo el mundo árabe, no sólo de Marruecos, así como el registro más elevado, la lengua del Corán y la literatura clásica.

Las medidas a adoptar en lo que a política lingüística se refiere consistirían en guiarse por la actuación de otras comunidades diglósicas,

---

172 Fouad Laroui (2011: 128) elabora un práctico listado de «falsos amigos», es decir, de transposiciones erróneas entre el árabe clásico y el árabe dialectal.
173 A este respecto consúltense Caubet (1999), Aguadé (2006) y Gago Gómez (2013).
174 En 1960 se crea el IERA (Institut d'Études et de Recherches pour l'Arabisation), centrado en el desarrollo terminológico del árabe ante las nuevas realidades del mundo moderno, sobre todo en el ámbito científico. El que fuera su director, Ahmed Lakhdar, contribuye a un cierto avance de la *dāriȳa,* ya que recomienda el uso de un término marroquí cuando no exista un equivalente en árabe clásico siempre que éste sea común a la mayoría de los dialectos.

como el modelo griego[175]; proceder a la oficialización del árabe marroquí y a la creación de una Academia de la Lengua árabe marroquí[176] que, compuesta por especialistas, dirija la evolución léxica y gramatical partiendo de la realidad, creando una norma y vinculando la lengua árabe marroquí con su raíz, el árabe clásico, así como poniendo a disposición de la comunidad lingüística *online* la gramática y el diccionario, tanto en versión extensa como resumida.

Por lo que respecta al árabe marroquí en los países de acogida de inmigrantes, creemos, como ya hemos hecho explícito, que la tendencia debe ser enseñar el árabe marroquí a los migrantes procedentes del país vecino[177] para ayudar al niño a conciliar sus dos referentes, permitir su uso en clase, así como utilizar estrategias de valorización de las lenguas que emplea.

Proponemos, asimismo, con Moustaoui (2006: 247–248) que se garantice el uso de la lengua materna en los organismos judiciales, administrativos y públicos en general, así como que el Estado marroquí amplíe los presupuestos designados para las políticas lingüísticas y culturales encaminadas a una política lingüística clara, democrática e igualitaria.

Ni que decir tiene que para que estas iniciativas prosperen han de ser dotadas de medios suficientes. De hecho, y como prueba del eco y la importancia de la cuestión de la *dāriŷa* no sólo a nivel marroquí, en Francia un editorial de 2012 del periódico *Le Monde Diplomatique,* todo un referente del análisis político de cuestiones estratégicas

---

[175] En 1976 el Parlamento griego declara oficial el uso escrito de la *demotikí*, el griego moderno, hasta entonces reservado al registro oral. El caso de la diglosia árabe presenta, no obstante, un mayor grado de dificultad, pues una de las variedades ha ostentado, como sabemos, el rango simbólico de lengua sagrada.

[176] El *TelQuel* del 31 de julio de 2010, en un artículo de lingüística-ficción, se imagina la situación del Marruecos del año 2019 tras veinte años de reinado del rey Mohammed VI e imagina la creación de una hipotética Academia de la lengua marroquí que estandarice y codifique esta lengua. Es curioso comprobar cómo ni siquiera en este ejercicio de imaginación se baraja la posibilidad de la traducción del Corán a la *dāriŷa,* aspecto tabú que queda, pues, todavía relegado al impensado.

[177] En este sentido, Moscoso (2013) propone que la enseñanza del clásico en los programas de enseñanza de lengua árabe y cultura marroquí (LACM) sea sustituida por la enseñanza de las lenguas orales, el marroquí y el *amazigh*.

de relevancia internacional, incide en el hecho de que la falta de recursos invertidos en el empleo de esta lengua en la enseñanza secundaria, asociada erróneamente al proselitismo islamista, ha hecho del árabe, citamos literalmente, una «langue de France sacrifiée».

Creemos por ello que esta propuesta, que nace como respuesta al reto que siempre supone la dinamismo sociocultural, sería una vía natural de evolución de una situación de diglosia estable a una situación de lengua con diferentes registros, el oral y el escrito con sus estadios intermedios, que no cae en la salida fácil de igualar por abajo y que, respetando la autoestima lingüística del hablante muy vinculada en los últimos tiempos a su lengua materna, no renuncia a la riqueza léxica, cultural e histórica de la lengua superestrática.

Bibliografía

Achótegui, Joseba 2009. Migración y salud mental. El síndrome del inmigrante con estrés crónico y múltiple (síndrome de Ulises). *Zerbitzuan: Gizarte zerbitzuetarako aldizkaria = Revista de servicios sociales.* 46, 163–171.

Aguadé, Jordi 2006. Writing dialect in Morocco. *Estudios de Dialectología Norteafricana y Andalusí.* 10, 253–274.

Aguadé, Jordi 2012. Monarquía, dialecto e insolencia en Marruecos: el caso Nichane. In Meouak, Mohamed / Sánchez, Pablo / Vicente, Ángeles (eds) *De los manuscritos medievales a Internet: la presencia del árabe vernáculo en las fuentes escritas.* Zaragoza: Universidad de Zaragoza, 441–464.

Anderson, Jon W. / Eickelman, Dale F. 2009. Nouveaux médias et nouveaux publics dans le monde arabe. In González-Quijano, Yves / Guaaybess, Tourya (eds) *Les arabes parlent aux arabes. La révolution de l'information dans le monde arabe.* Arles / Paris: Actes Sud, 21–39.

Aragón Huerta, Mercedes 2015. Una apuesta valiente por el árabe marroquí: el género poético del zéjel. In Moscoso, Francisco / Moustaoui Sghir, Adil (eds) *VI Congreso Internacional de Árabe Marroquí: Identidad y Conciencia Lingüística.* Madrid: Servicio de Publicaciones de la Universidad Autónoma de Madrid, 281–302.

Arkoun, Mohammad 2002a. *The Unthought in Contemporary Islamic Thought.* London: Saqi Books.

Arkoun, Mohammad 2002b. *Islamologie appliquée.* London / Washington, D.C.: Saqi Books / Georgetown University Press.

Arkoun, Mohammad 2007. *Humanisme et Islam.* Alger: Barzakh.

Asilem, Mohammed 1985. Comment dire ou la langue Igaws au Maroc. *Peuples Méditerranéens.* 33, 103–107.

Badawi, El Said 1973. *Mustawayāt al-'arabiyya al-mu'asira fī Misr.* Al-Qāhira: Ed Dar al-Maarif.

Ben ʿAzzuz Hakim, Mohammad 1950. *Glosario de 1500 voces españolas usadas entre los marroquíes en árabe vulgar.* Madrid: CSIC.
Ben Malik, Nourddin 2010. Tambores de guerra lingüística en Marruecos. *Al Arab,* 7 de julio.
Ben Salah, Bašri 2012. Batma, no te aflijas, la geografía manda. *Al Usbu3,* 5 de abril.
Ben Sellam, Nadia 2009. L'illusion du quatrième pouvoir: blogueurs marocain en quête de reconnaissance. In Conzalez-Quijano, Yves / Guaaybess, Tourya (eds) *Les arabes parlent aux arabes. La révolution de l'information dans le monde arabe.* Arles / Paris: Actes Sud, 252–263.
Benchemsi, Ahmed Réda 2007a. *Feyn gadi bina a jouya?* [= ¿Adónde nos llevas, tío?]. *Nichane.* 113/114. Agosto.
Benchemsi, Ahmed Réda 2007b. Le procès de la *darija*. *TelQuel.* 17 de noviembre.
Benítez Fernández, Montserrat 2010. *La política lingüística contemporánea de Marruecos: de la arabización a la aceptación del multilingüismo.* Zaragoza: Instituto de Estudios Islámicos y del Oriente Próximo.
Benítez Fernández, Montserrat 2012. *TelQuel:* una fuente contemporánea para el estudio de árabe marroquí. In Meouak, Mohamed / Sánchez, Pablo / Vicente, Ángeles. (eds) *De los manuscritos medievales a internet: la presencia del árabe vernáculo en las fuentes escritas.* Zaragoza: Universidad de Zaragoza, 403–417.
Benítez Fernández, Montserrat 2013. Appropriation de l'espace à travers la langue: Comment la communauté marocaine s'affiche à Madrid et à Saragosse. In Benítez Fernández, Montserrat / Miller, Catherine / de Ruiter, Jan Jaap / Tamer, Youssef (eds) *Évolution des pratiques et représentations langagières dans le Maroc du XXIe siècle.* 2 vols. Paris: L'Harmattan, 2.263–288.
Benítez Fernández, Montserrat / De Ruiter, Jan Jaap / Tamer, Youssef 2012. Questions of mother tongue and identity belonging in Morocco. In Grande, Francesco / De Ruiter, Jan Jaap / Spotti, Massimiliano (eds) *Mother Tongue and Intercultural Valorization: Europe and its migrant youth.* Milano: FrancoAngeli, 149–160.
Benítez Fernández, Montserrat / Miller, Catherine / de Ruiter, Jan Jaap / Tamer, Youssef 2013. Panorama: Évolution des pratiques et

représentations langagières dans le Maroc du vingt-et-unième siècle. In Benítez Fernández, Montserrat / Miller, Catherine / de Ruiter, Jan Jaap. / Tamer, Youssef (eds) *Évolution des pratiques et représentations langagières dans le Maroc du XXIe siècle.* 2 vols. Paris: L'Harmattan, 1.15–62.

Benraad, Myriam 2017. *L'Etat islamique pris aux mots.* Paris: Armand Colin.

Benrabah, Mohamed 1992. La modernité passe par l'arabe algérien. *Hebdo Libéré.* 63, 26–28 / 64, 22–24 / 65, 24–26.

Benrabah, Mohamed 1993a. La Haine de soi. *Ruptures.* 19, 22–23.

Benrabah, Mohamed 1993b. Arabe algérien – arabe classique, le débat ne fait que commencer. *El Watan,* 25 de agosto, 7.

Bentahila, Abdelali 1983. *Language Attitudes among Arabic-French Bilinguals in Morocco.* Clevedon: Multilingual Matters Ltd.

Bettini, Lidia / La Spisa, Paolo (eds) 2012. *Au-delà de l'arabe standard moyen arabe et arabe mixte dans les sources medievales, modernes et contemporaines* (= *Quaderni di semitistica* 28). Firenze: Dipartimento di Scienze dell'Antichità, Medioevo e Rinascimento e Linguistica, Università di Firenze.

Bettoni, Camilla / Rubino, Antonia 1996. *Emigrazione e comportamento linguistico. Un'indagine su dei siciliani e dei veneti in Australia.* Lecce: Congedo editore.

Bos, Petra 2013. Moroccan adolescent in the Netherlands: A case of language shift. In Benítez Fernández, Montserrat / Miller, Catherine / de Ruiter, Jan Jaap / Tamer, Youssef (eds) *Évolution des pratiques et représentations langagières dans le Maroc du XXIe siècle.* 2 vols. Paris: L'Harmattan, 2.249–262.

Boucherit 1991. Convergence et résistance des hommes et des langues. In Ennahi, Moha (ed.) *Sociolinguistics of the Maghreb* (= International Journal of the Sociology of Language, 87). Berlin / New York: Mouton de Gruyter, 55–69.

Brigui, Fouad 1990. L'étrangeté inversée: À propos de l'utilisation du dialecte dans l'écriture journalistique (= 'al gharaaba l-mudhaadda: Hawla tawzhifi d-daarijati fi l-'usluubi aS-SuHufii). Communication faite en arabe lors du colloque Écriture et Oralité, organisé en Mars 1990 à la Faculté des Lettres de Fès-Dhar El Mehraz.

Brown, Gillian / Yule, George 1983. *Discourse Analysis.* Cambridge: Cambridge University Press.
Calvet, Louis-Jean 1981. *Lingüística y colonialismo.* Madrid: Júcar.
Calvet, Louis-Jean 1996. *Las políticas lingüísticas.* Madrid: Visor Libros.
Carter, Michael G. 1983. Language Control as People Control in Medieval Islam: The Aims of the Grammarians in their Cultural Context. *al-Abḥāth,* 31, 65–84.
Caubet, Dominique 1983. Quantification, intérrogation, négation: Les emplois de la particule "si" en arabe marocain. *Arabica.* 30, 227–245.
Caubet, Dominique 1999. Arabe maghrébin: passage à l'écrit et institutions. In Danon-Boileau, Laurent / Morel, Marie-Annick (eds) *Oral-Écrit: Formes et théories* (= *Faits de langues* 13). 235–244.
Caubet, Dominique 2003. Darija, langue de la modernité - Entretien avec Noureddine Ayouch. *Estudios de Dialectología Norteafricana y Andalusí.* 7, 135–141.
Caubet, Dominique 2004a. *Les mots du bled, les artistes ont la parole: création contemporaine et langues maternelles au Maghreb.* Paris: L'Harmattan.
Caubet, Dominique 2004b. Enseigner l'arabe maghrébin, langue de France? *Cahiers d'études pédagogiques.* 423, 52–54.
Caubet, Dominique 2005. Génération darija! *Estudios de Dialectología Norteafricana y Andalusí.* 9, 233–243.
Caubet, Dominique 2007. «Génération Darija!». In *Estudios de Dialectología Norte africana y Andalusí.* 9, 233–243.
Caubet, Dominique 2011a. *Nayda* ou les enfants des Ghiwane. *Nass El Ghiwane.* Casablanca: Senzo Unico e Sirocco éditions, 278–285.
Caubet, Dominique 2011b. La petite histoire de la Nayda (entretien avec Mathias Chaillot). *madeinmedina.com.* <http://casablanca.madeinmedina.com/fr/article-la-petite-histoire-de-la-nayda-87.html>.
Caubet, Dominique 2012. Apparition massive de la darija à l'écrit et à partir de 2008–2009: sur le papier ou sur la toile: quelle graphie? Quelles régularités? In Meouak, Mohamed / Sánchez, Pablo / Vicente, Ángeles (eds) *De los manuscritos medievales a internet:*

la presencia del árabe vernáculo en las fuentes escritas. Zaragoza: Universidad de Zaragoza, 377–402.

Caubet, Dominique 2013. Maroc 2011 – Messagerie instantanée sur l'internet marocain: Facebook, darija et parlers jeunes. In Benítez Fernández, Montserrat / Miller, Catherine / de Ruiter, Jan Jaap / Tamer, Youssef (eds) *Évolution des pratiques et représentations langagières dans le Maroc du XXIe siècle.* 2 vols. Paris: L'Harmattan, 1.63–88.

Chagraoui, Mohamed 2007. Sommes-nous sur le chemin du retour à Babel? *Ibla.* 199, 65–76.

Chevalier, Patrice 2009. Informer au Yémen: les journalistes du net. In Gonzalez-Quijano, Yves / Guaaybess, Tourya (eds) *Les arabes parlent aux arabes. La révolution de l'information dans le monde arabe.* Arles / Paris: Actes Sud, 209–223.

Chini, Marina 2004. *Plurilinguismo e immigrazione in Italia. Un'indagine sociolinguistica a Pavia e Torino.* Milano: FrancoAngeli.

Cooper, Robert L. 1989. *Language Planning and Social Change.* Cambridge: Cambridge University Press.

Daher, Nazih Y. 1988. What is Happening to a Lebanese Dialect in Cleveland, Ohio: Language Attrition in Progress. *Al-'Arabiyya.* 21/1-2, 3–18.

de Ruiter, Jan Jaap 2013. L'arabe dialectal, qu'est-ce qu'on pense les jeunes marocains? In Benítez Fernández, Montserrat / Miller, Catherine / de Ruiter, Jan Jaap / Tamer, Youssef (eds) *Évolution des pratiques et représentations langagières dans le Maroc du XXIe siècle.* 2 vols. Paris: L'Harmattan, 2.77–92.

de Ruiter, Jan Jaap / Ziamari, Karima 2014. *Le marché sociolinguistique contemporain du Maroc.* Paris: L'Harmattan.

El Azami, Otman 2008. Lo impensado en árabe marroquí. La nueva legitimidad del *dariya.* In Abu-Shams, Leila (ed.) *Actas del III Congreso Internacional de Árabe marroquí: Estudio, enseñanza y aprendizaje.*Vitoria-Gasteiz: Ediciones de la Universidad del País Vasco, 91–102.

El Azami, Otman 2010. El árabe marroquí en el aula: análisis de dos mecanismos de convergencia lingüística. In Herrero-Muñoz Cobo, Bárbara / Pérez Cañada, Luis Miguel / Aragón Huerta, Mercedes / Moscoso García, Francisco (eds) *IV Congreso Árabe marroquí: Más allá de la oralidad.* Almería: Servicio de Publicaciones de la Universidad, 42–55.

El Azami, Otman 2011. La *dariya* en el aula. In Herrero-Muñoz Cobo, Bárbara / Pérez Cañada, Luis Miguel / Aragón Huerta, Mercedes / Moscoso García, Francisco (eds) *IV Congreso Árabe marroquí: Más allá de la oralidad.* Almería: Servicio de Publicaciones de la Universidad, 42–55.

El Azami, Otman 2014. La diglosia marroquí en evolución: causas sociopolíticas. In Santillán Grimm, Paula / Pérez, Luis Miguel / Moscoso, Francisco (eds) *Árabe marroquí: de la oralidad a la enseñanza.* Cuenca: Ediciones de la Universidad de Castilla-La Mancha, 159–173.

El Oifi, Mohammed 2009. Al-Hurra: ou les limites de la diplomatie médiatique. In González-Quijano, Yves / Guaaybess, Tourya (eds) *Les arabes parlent aux arabes. La révolution de l'information dans le monde arabe.* Arles / Paris: Actes Sud, 124–138.

Fasold, Ralph 1984. *The Sociolinguistics of Society.* Cambridge: Basil Blackwell.

Fassi Fehri, Abdelkader 2013. السياسة اللغوية في البلاد العربيّة , Beirut.

Favaro, Graziella 2012. Parole, lingue e alfabeti nella classe molticulturale. *Italiano LinguaDue.* 4/1, 251–262.

Ferguson, Charles A. 1959a. Diglossia. *Word.* 15, 325–340.

Ferguson, Charles A. 1959b. Myths About Arabic. *Monograph Series on Language and Linguistics,* 12. Washington, D.C.: Georgetown University Press, 75–82.

Ferrando, Ignacio 2001. El árabe estándar moderno: formación, estructura y desarrollo. *Introducción a la historia de la lengua árabe: Nuevas perspectivas.* Zaragoza: Universidad de Zaragoza, 167–183.

Fondation Zakoura Education 2010. Synthèse et recommandation du Colloque. In *Actes du colloque international Langage, langages = la langue, les langues* (Casablanca 11–12 juin 2010). Casablanca: Fondation Zakoura Education.

Gago Gómez, Laura 2013. Comment écrire la *darija:* la proposition des élèves tangerois. In Benítez Fernández, Montserrat / Miller, Catherine / de Ruiter, Jan Jaap / Tamer, Youssef (eds) *Évolution des pratiques et représentations langagières dans le Maroc du XXIe siècle.* 2 vols. Paris: L'Harmattan, 2.177–196.

Gal, Susan 1978. Peasant Men can't get Wives: Language Change and Sex Roles in a Bilingual Community. *Language in Society.* 7/1, 1–16.

Gandolfi, Paula 2012. Teaching Moroccan Arabic at a primary school in Italy: steps towards new intercultural choices. In Grande, Francesco / de Ruiter, Jan Jaap / Spotti, Massimiliano (eds) *Mother Tongue and Intercultural Valorization: Europe and its migrant youth.* Milano: FrancoAngeli, 149–160.

Gintsburg, Sarali 2013. Yo! I'll spit my rap for y'all… in darija: Local and global in Moroccan hip hop culture. In Benítez Fernández, Montserrat / Miller, Catherine / de Ruiter, Jan Jaap / Tamer, Youssef (eds) *Évolution des pratiques et représentations langagières dans le Maroc du XXIe siècle.* 2 vols. Paris: L'Harmattan, 1.189–206.

Goytisolo, Juan 2007. La fractura lingüística del Magreb. *El País.* 24 de noviembre.

Grandguillaume, Gilbert 1991. Arabisation et langues dans le contexte national au Maghreb. In Ennaji, Moha (ed.) *International Journal of the Sociology of Language.* 87 (= *Sociolinguistics of the Maghreb*), 45–54.

Grimes, Barbara F. 1985. Language Attitudes: Identity, Distinctiveness Survival in the Vaulpes. *Journal of Multilingual and Multicultural Development.* 5/5, 389–401.

Grosrichard, Ruth 2016. «Au Maroc, former des imams africains et français pour lutter contre le terrorisme». *Le Monde,* 20 Janvier. <http://www.lemonde.fr/afrique/article/2016/01/20/au-maroc-former-des-imams-africains-et-francais-pour-lutter-contre-le-terrorisme_4850616_3212.html >

Grotzfeld, Heinz 1983. Language Hierarchy and Speaking Arabic: Language Constancy Variation and Tolerance in an Arabic Dialect Area. *Al Abhat.* 31, 85–97.

Guessous, Fouad 2014. *Anthologie de la poésie du Malhoun Marocain.* Paris: L'Harmattan.

Hachimi, Atiqa 2013. Moroccan artists "blacklisted": Dialect Loyalty and Gendered National Identity in the Age of Digital Discourse.

In Davis, Stuart / Soltan, Usama (eds) *Perspectives on Arabic Linguistics XXVII: Papers from the Annual Symposium on Arabic Linguistics.* Bloomington: Indiana University Press, 123–150.
Halliday, Michael Alexander Kirkwood 1978. *Language as Social Semiotic.* Maryland: University Park Press.
Hamparzoumian, Aram / Barquín Ruiz, Javier 2004. El perfil del alumno inmigrante marroquí escolarizado en Andalucía. *Aldadis.net.* 3. <http://www.aldadis.net/revista3/03/articulo02.htm>.
Hannach, A. 2010. La lengua árabe y los desafíos de la era digital. *Al-Arab.* 11 de diciembre.
Hänsch, Anja 2000. Emigration and Modernity: On the Twofold Liminality in Arab and Franco-Arab Literature. In Höfert, Almut / Salvatore, Armando (eds) *Between Europe and Islam: Shaping Modernity in a Transcultural Space.* Brussels: Presses Interuniversitaires Européennes / Peter Lang, 143–161.
Hashmi, Nadia 2000. Immigrant Children in Europe: Constructing a Transnational Identity. In Höfert, Almut / Salvatore, Armando (eds) *Between Europe and Islam: Shaping Modernity in a Transcultural Space.* Brussels: Presses Interuniversitaires Européennes / Peter Lang, 163–174.
Heath, Jeffrey 1989. *From Code Switching to Borrowing: Foreign and Diglossic Mixing in Moroccan Arabic.* New York: Routledge, Chapman & Hall.
Heliel, Mohammed 1988. Diglossia Revised. *Lisan al arab.* 31.
Herrero Muñoz-Cobo, Bárbara 1994. La presencia de Dios en el discurso árabe. In Bacardí Montserrat (ed.) *II Congrés Internacional sobre Traducció (abril 1994),* Bellaterra: Universitat Autónoma de Barcelona, 379–386.
Herrero Muñoz-Cobo, Bárbara 1996. *El árabe marroquí. Aproximación sociolingüística.* Almería: Servicio de Publicaciones de la Universidad de Almería.
Herrero Muñoz-Cobo, Bárbara 2008. Las formas de tratamiento en árabe marroquí. Lengua e identidad. *Estudios de Dialectología Norteafricana y Andalusí.* 12, 93–103.
Herrero Muñoz-Cobo, Bárbara 2010a. Notas sobre la influencia de las lenguas extranjeras en árabe marroquí: hispanismos y globalismos. *Oralia.* 13, 327–338.

Herrero Muñoz-Cobo, Bárbara 2010b: La riqueza de la lengua árabe. Fundamentos extralingüísticos y morfosemánticos y sus implicaciones para la traducción. In Perdu Honeyman, Nobel / Villoria Prieto, Javier (eds) *La traducción, puente interdisciplinar.* Almería: Servicio de Publicaciones Universidad de Almería, 281–289.

Herrero Muñoz-Cobo, Bárbara 2011a. La paremiología marroquí como reflejo de polaridades culturales. *Al-Andalus Magreb.* 18, 137–146.

Herrero Muñoz-Cobo, Bárbara 2011b. *Las lenguas orales. Claves glosodidácticas.* Bern / Berlin / Bruxelles / Frankfurt am Main / New York / Oxford / Wien: Peter Lang.

Herrero Muñoz-Cobo, Bárbara ²2013a. *El árabe marroquí. Aproximación sociolingüística.* Versión digital revisada, Amazon [formato mobi. ASIN: B00HHGR77O].

Herrero Muñoz-Cobo, Bárbara 2013b. *El árabe ceutí, un código mixto como reflejo de una identidad mestiza.* Ceuta: Instituto de Estudios Ceutíes.

Herrero Muñoz-Cobo, Bárbara 2016a. El árabe marroquí formal y sus principales elementos cohesivos. *Tonos Digital.* 30. <https://digitum.um.es/xmlui/bitstream/10201/47982/1/El%20%c3%a1rabe%20marroqu%c3%ad%20formal%20y%20sus%20principales%20elementos%20cohesivos.pdf>.

Herrero Muñoz-Cobo, Bárbara 2016b. Lengua nativa y lengua de acogida. Análisis del discurso del alumnado magrebí. *Oralia.* 19, 365–378.

Herrero Muñoz-Cobo, Bárbara / El Azami, Otman 2016. Evolución de la conciencia lingüística de los "marroquíes del mundo". El papel de la televisión en el paso del árabe marroquí de tabú a eje identitario. In Moscoso, Francisco / Moustaoui Sghir, Adil (eds) *VI Congreso Internacional de Árabe Marroquí: Identidad y Conciencia Lingüística,* Madrid: Servicio de Publicaciones de la Universidad Autónoma de Madrid, 61–74.

Holes, Clive D. 1983. Bahraini Dialects: Sectarian Differences and the Sedentary/Nomadic Split. *Zeitschrift für arabische Linguistik.* 10/1, 7–38.

Holly, Werner 1995. Secondary Orality in the Electronic Media. In Quasthoff, Uta M. (ed.), *Aspects of Oral Communication,* Berlin: De Gruyter, 340–363.
Howeidy, Fahmy 2012. Retos de la lengua árabe. *Al Usbu3,* 5 de abril.
Jablonka, Frank 2007. Langues standard, élaboration, normalisation et le "processus de civilisation" au Maroc. *Carnets d'Atelier de Sociolinguistique.* 2, 60–87. <https://www.u-picardie.fr/LESC LaP/IMG/pdf/jablonka_CAS_no2_a_cle8a4cf7.pdf>.
Jablonka, Frank 2013. Arabe standard, arabe dialectal marocain entre variations et langues historiques. Nouveaux "mythes urbains" sur l'arabe. In Benítez Fernández, Montserrat / Miller, Catherine / de Ruiter, Jan Jaap / Tamer, Youssef (eds) *Évolution des pratiques et représentations langagières dans le Maroc du XXIe siècle.* 2 vols. Paris: L'Harmattan, 2.93–114.
Jaoui, Amal 2015. Le code switching dans le processus de l'action didactique des enseignants à l'école publique marocaine. *Langues, cultures et sociétés* 1/2. <http://revues.imist.ma/?journal=LCS&page=article&op=view&path%5B%5D=4261#.WMW3ZxbPDqg>.
Johnstone, Barbara 1991. *Repetition in Arabic Discourse.* Amsterdam / Philadelphia: John Benjamins.
Khalfallah, Amira 2010. La fiction marocaine: nerf de la guerre des chaînes nationales. *La vie éco.* <http://lavieeco.com/news/culture/la-fiction-marocaine-nerf-de-la-guerre-des-chaines-nationales-15597.html>.
La Vanguardia 2010. Editorial: «El árabe coloquial quiere saltar a los libros en Marruecos». *La Vanguardia.* 11 de agosto. <http://www.lavanguardia.com/cultura/20100811/53981050098/el-arabe-coloquial-quiere-saltar-a-los-libros-en-marruecos.html>.
Labov, William 1972. *Sociolinguistic Patterns.* Philadelphia: University of Pennsylvania Press.
Lachhab, Mohamad 2011. La lengua árabe, lengua de las revoluciones. *Al-Hayat.* 1 de noviembre.
Lahjomri, Abdeljalil 1974. Langue et société dans le Maroc contemporain. *Pro-culture.* 3–4, 57–67.

Lambert, Wallace E. / Frankel, Hannah / Tucker, G. Richard 1966. Judging Personality Through Speech: a French-Canadian Example. *Journal of Communication.* 16/4, 305–321.
Langone, Angela Diana 2003. Hbār blādna. Une expérience journalistique en arabe dialectal marocain. *Estudios de Dialectología Norteafricana Andalusí.* 7, 143–151.
Laroui, Abdallah 1984. *El Islam árabe y sus problemas.* Barcelona: Ediciones Península.
Laroui, Fouad 2011. *Le drame linguistique marocain.* Léchelle: Zellige.
Laroussi, Foued 2003. Glottopolitique, idéologies linguistique et État-nation au Maghreb. *Glottopol.* 1, 139–150.
Lentin, Jerôme / Grand'Henry, Jacques (eds) forthcoming. *From Legal Documents to TV and Internet through Novels: Middle and Mixed Arabic across Written and Oral Genres. Actes du 4e Colloque de l'Association internationale pour l'étude du moyen arabe et des variétés mixtes de l'arabe (AIMA),* Emory University (Atlanta, USA, 12–15.10.2013). Louvain: Publications de l'Institut orientaliste de Louvain / Peeters (publicación prevista: 2017/2018).
Lévy, Simon 1992. La lengua diaria marroquí, reflejo de unas relaciones seculares entre España y Marruecos. In Bernabé López García *et al.* (eds) *España-Magreb siglo XXI: el porvenir de una vecindad,* Madrid: Fundación MAPFRE, 53–66.
López Morales, Humberto 1989. *Sociolingüística.* Madrid: Gredos.
López Morales, Humberto 1990. *Política lingüística y planificación de la enseñanza de la lengua materna,* Almeria: Editorial Universidad de Almería.
Loucel, Henri 1989. Oralité et écriture. Vision arabe, vision arabisante. *Cahier d'Études Arabes.* 2, 55–71.
Lucini, Marc Saurina 2011. El impacto de las series de televisión turcas en los países árabes. *Awraq.* 2, 29–47.
Luque, Alejandro 2010. Entrevista a Goytisolo («Un día, el idioma oficial de Marruecos será la 'dariya'»). *Mediterráneo Sur,* noviembre. <http://www.mediterraneosur.es/prensa/goytisolo_juan.html> (publicado parcialmente en el *Correo de Andalucía* el 9/11/2010).
Maas, Utz / Hasbane, Redoine 2005. "Dialecte" et langue en arabe marocain. La leçon de la publicité marocaine. *Estudios de Dialectología Norteafricana y Andalusí.* 9, 181–204.

Mgharfaoui, Khalil / Chekayri, Abdellah / Mabrour, Abdelouahed 2017. *Qāmūs ad-dāriğa al-maġribiyya. ad-dār al-bayḍā'*. Zakūra: Markaz tanmya ad-dāriğa.

Maghraoui Hassani, Hanane 2013. La darija: quel statut dans le discours politique? In Benítez Fernández, Montserrat / Miller, Catherine / de Ruiter, Jan Jaap / Tamer, Youssef (eds) *Évolution des pratiques et représentations langagières dans le Maroc du XXIe siècle*. 2 vols. Paris: L'Harmattan, 1.157–174.

Martín Rojo, Luisa / Mijares, Laura 2007. "Sólo en español": una reflexión sobre la norma monolingüe y la realidad multilingüe en los centros escolares. *Revista de Educación*. 343, 93–112.

Martínez Montávez, Pedro 2002. Nacionalismo e islamismo en el mundo árabe contemporáneo. *Revista Hermes: pentsamendu eta historia aldizkaria = Revista de pensamiento e historia*. 4, 2–11 (= *Islamismo y Arabismo contemporáneo*). <http://documents:mx/documents/nacionalismo-_e-_islamismo-_en-_el-_mundo-_arabe-_contemporaneo.htlm>.

Meskine, Driss 2013. Le prêche religieux: évolution et/ou révolution linguistique. In Benítez Fernández, Montserrat / Miller, Catherine / de Ruiter, Jan Jaap / Tamer, Youssef (eds) *Évolution des pratiques et représentations langagières dans le Maroc du XXIe siècle*. 2 vols. Paris: L'Harmattan, 1.145–156.

Meskine, Driss / de Ruiter, Jan Jaap 2015. Le jeune marocain s'exprime: le marché des langues du Maroc en mutation. In Moscoso, Francisco / Moustaoui Sghir, Adil (eds) *VI Congreso Internacional de Árabe Marroquí: Identidad y Conciencia Lingüística*. Madrid: Servicio de Publicaciones de la Universidad Autónoma de Madrid, 21–46.

Messaoudi, Leïla 2004. *Études sociolinguistiques,* Rabat: Okad.

Mijares, Laura 2006. *Aprendiendo a ser marroquíes. Inmigración diversidad lingüística y escuela*. Madrid: Ediciones del Oriente y el Mediterráneo.

Miller, Catherine 2010. Langues et Médias dans le monde arabophone. Entre idéologie et marché, convergeances dans la glocalisation. *HAL. Sciences de l'Homme et de la Société*. <http://halshs.archives-ouvertes.fr/halshs-00578851/fr/>.

Miller, Catherine 2011. Marges et normes linguistiques au Maroc: un terrain mouvant. In Aufauvre, Céline / Benafla, Karine / Emperador, Montserrat (eds) *Marges et marginalités au Maroc,* Paris: Karthala, 57–70.

Miller, Catherine 2012. Mexicans speaking in dârija (Moroccan Arabic): Media, Urbanization and Language Change in Morocco. In Bassiouney, Reem / Katz, E. Graham (eds) *Arabic language & linguistics,* Washington, D.C.: Georgetown University Press, 169–188.

Miller, Catherine 2013a. Évolution des usages linguistiques dans les nouvelles radios marocaines. In Benítez Fernández, Montserrat / Miller, Catherine / de Ruiter, Jan Jaap / Tamer, Youssef (eds), *Évolution des pratiques et représentations langagières dans le Maroc du XXIe siècle.* 2 vols. Paris: L'Harmattan, 1.89–118.

Miller, Catherine 2013b. Du passeur individuel au "mouvement linguistique": figures du traducteurs vers l'arabe marocain. In Achour-Kallel, Myriam (ed.), *Le Social par le langage. La parole au quotidien.* Paris, IRMC / Karthala, 203–232.

Milroy, Lesley 1987. *Language and Social Networks.* Oxford: Basil Blackwell.

Moscoso García, Francisco 2006. Hacia una estandarización del árabe marroquí. In Nouaouri, Nadi Hamdi / Moscoso García, Francisco *Actas del primer congreso de Árabe Marroquí: Estudio, Enseñanza y Aprendizaje* (Cádiz, 27 y 28 de abril de 2006). 2 vols. Cádiz: Universidad de Cádiz, 1.151–168.

Moscoso García, Francisco 2010. La pentaglosia en Marruecos: propuestas para la estandarización del árabe marroquí. *Miscelánea de Estudios Árabes y Hebraicos.* 59, 45–61.

Moscoso García, Francisco 2013. El árabe de Ceuta. Argumentos para su cooficialidad. In Santillán Grimm, Paula / Pérez Cañada, Luis Miguel / Moscoso García, Francisco *Actas del V Congreso internacional de árabe marroquí: De la oralidad a la enseñanza.* 2 vols. Cuenca: Universidad de Castilla-La Mancha, 1.95–124.

Moscoso García, Francisco 2015. El árabe ceutí, una lengua minorizada de España. *Revista de Estudios de Asia y África.* 157, 395–423.

Moustaoui Srhir, Adil 2006. El nuevo modelo de política lingüística en Marruecos y la legislación que lo sustenta. *Al-Andalus Magreb.* 13, 231–250.

Moustaoui Srhir, Adil 2007. *Lenguas, identidades y discursos en marruecos: la pugna por la legitimidad,* Tesis Doctoral del Departament de Traducció i d'Interpretació de la Universitat Autònoma de Barcelona, Bellaterra: Universitat Autònoma de Barcelona.

Moustaoui Srhir, Adil 2008. *Dariya* en la política lingüística de Marruecos: entre la falta de reconocimiento político y el "empoderamiento social". In Abu-Shams, Leila (ed.) *Actas del III Congreso Internacional de Árabe marroquí: Estudio, enseñanza y aprendizaje.* Vitoria-Gasteiz: Ediciones de la Universidad del País Vasco, 141–158.

Moustaoui Srhir, Adil 2016. New linguistic Practices of the February 20 Movement in Morocco: Toward a New Model of Language Policy. *Nordic Journal of African Studies* 25/1, 72–91.

Musawi, Jalīfa 2011. La lengua árabe, amenazada de desaparición. *Al Arab,* 9 de noviembre.

Peñas, M.ª Azucena / Carrasco, Susana 2007. Aplicaciones lingüísticas de Internet. In Cortés, Luis *et al.* (eds), *Discurso y oralidad. Homenaje al profesor José Jesús de Bustos Tovar* (=*Oralia,* Anejo 3/1). 2 vols. Madrid: Arco/Libros, 2.929–940.

Pérez Cañada, Luis Miguel / Salinitro, Anna 2010. La edición en árabe marroquí: creación y traducción. In Herrero-Muñoz Cobo, Bárbara / Pérez Cañada, Luis Miguel / Aragón Huerta, Mercedes / Moscoso García, Francisco (eds) *IV Congreso Árabe marroquí: Más allá de la oralidad,* Almería: Servicio de Publicaciones de la Universidad, 289–319.

Pianel, Georges 1950. Sobriquets marocains. *Hesperis.* 37/3–4, 443–459.

Portes, Alejandro / Rumbaut, Rubén G. 2001. *Legacies: the story of the Immigrant Second Generation.* Berkeley: University of California Press.

Pouessel, Stéphanie 2013. Des dialectes du *bled* à la langue du roi: éléments d'une "ascension" linguistique amazighe et miroir de l'arabe dialectal. In Benítez Fernández, Montserrat / Miller,

Catherine / de Ruiter, Jan Jaap / Tamer, Youssef (eds) *Évolution des pratiques et représentations langagières dans le Maroc du XXIe siècle.* 2 vols. Paris: L'Harmattan, 2.17–34.

Rieschild, Verna Robertson 2011. Arabic ya'ni: Issues of semantics, pragmatics, and indexical translation equivalence. *Intercultural pragmatics,* 8/3, 315–346.

Riguet, Maurice 1982. Variations dans l'opinion selon la langue en milieu Tunisien. *Ibla.* 149, 57–86.

Rivera Reyes, Verónica 2009a. *El contacto de lenguas en Ceuta: la convivencia español/árabe y sus repercusiones en la enseñanza obligatoria.* Tesis Doctoral de la Universidad de Sevilla (inédita). Resumen en <http://aulaintercultural.org/2010/01/03/el-contacto-de-lenguas-en-ceuta-la-convivencia-espanolarabe-y-sus-reper cusiones-en-la-educacion-obligatoria/ >.

Rivera Reyes, Verónica 2009b. Dificultades para el aprendizaje del español de los alumnos que tienen el árabe ceutí como lengua materna. *Tonos Digital.* 17 (julio). <http://www.um.es/tonosdigit al/znum17/secciones/estudios-18-arabeceuti.htm>.

Rodríguez del Pozo, Laura 2015. *Educación, reforma e ideología en Marruecos.* Tesis Doctoral de la Universidad Autónoma de Madrid. <https://repositorio.uam.es/bitstream/handle/10486/671485/ rodr%C3%ADguez_pozo_del_laura.pdf?sequence=1>.

Roque, Maria Àngels 2002. *La sociedad civil en Marruecos: la emergencia de nuevos actores.* Barcelona: Icaria / Institut Europeu de la Mediterrània.

Rotaetxe Amusategui, Karmele 1988. *Sociolingüística.* Madrid: Síntesis.

Ruiz Bravo, Carmen 1976. *La controversia ideológica nacionalismo árabe/nacionalismos locales: Oriente 1918–1952: Estudio y textos.* Prólogo de Pedro Martínez Montávez. Madrid / Barcelona: Instituto Hispano-Árabe de Cultura / Icaria / Institut Europeu de la Mediterrània, 19–81.

Spotti, Massimiliano 2012. The looming dangers of classroom multilingualism. In Grande, Francesco / de Ruiter, Jan Jaap / Spotti, Massimiliano (eds) *Mother Tongue and Intercultural Valorization: Europe and its migrant youth.* Milano: FrancoAngeli, 9–27.

TelQuel. 34. 2002. *Darija notre Langue nationale,* 15–21 juin.

Thomas, Dominique 2009. Les Salafistes et la communication: quand les vertueux anciens s'emparent du net. In González-Quijano, Yves / Guaaybess, Tourya (eds) *Les arabes parlent aux arabes. La révolution de l'information dans le monde arabe.* Arles / Paris: Actes Sud, 224–239.

Tilmatine, Mohand 2014. "*Wa derrej a khouya!*": el amazige y la *darija* como vehículos de una nueva consciencia identitaria en Marruecos. In Santillán Grimm, Paula / Pérez, Luis Miguel / Moscoso, Francisco (eds) *Árabe marroquí: de la oralidad a la enseñanza.* Cuenca: Ediciones de la Universidad de Castilla-La Mancha, 141–158.

Tollefson, James W. 2013. *Language Policies in Education: Critical Issues.* New York / London: Routledge.

Trudgill, Peter 1974. *Sociolinguistics: An Introduction to Language and Society.* London: Penguin Books Ltd.

Uribe Villegas, Óscar 1974. *La sociolingüística actual.* México, D.F.: Universidad Nacional Autónoma de México.

Vicente, Ángeles 2007. Two cases of Moroccan Arabic in the diaspora. In Miller, Catherine / Al-Wer, Enam / Caubet, Dominique / Watson, Janet C.E. (eds), *Arabic in the city. Issues in dialect contact and language variation.* London / New York: Routledge, 123–143.

Yorkey, Richard 1977. Practical EFL Techniques for Teaching Arabic-speaking Students, *The Human Factors in ESL.* Washington, D.C.: Teachers of English to Speakers of Other Languages, 57–85.

Youssi, Abderrahim 1976. Les parlers secrets: quelques réflexions sur la fonction de dissimulation du langage. *Linguistique et sémiotique.* Rabat: Publications de la Faculté des Lettres et des Sciences Humaines, 78–92.

Youssi, Abderrahim 1983–1984. La triglossie dans la typologie linguistique. *Linguistique.* 19–20, 71–83.

Youssi, Abderrahim 2011. Can the Moroccans be made to read literature in darija? Reflections in the light of the translations of A. de St. Exupéry's Le Petit Prince and S. T. Coleridge's The Rime of the Ancient Mariner. In Herrero Muñoz-Cobo, Bárbara / Pérez Cañada, Luis Miguel / Aragón Huerta Mercedes / Moscoso

García, Francisco (ed. lit.) IV Congreso Árabe Marroquí: Más allá de la oralidad (Toledo, 23 y 24 de abril de 2010), Almería : Editorial Universidad de Almería, 321–333.
Ziamari, Karima 2007. Development and linguistic change in Moroccan Arabic-French code switching. In Miller, Catherine / Al-Wer, Enam / Caubet, Dominiqiue / Watson, Janet C.E. (eds) *Arabic in the City: Issues in Dialect Contact and Language Variation*, London / New York: Routledge-Taylor, 275–290.
Ziamari, Karima / Barontini, Alexandrine 2013. Ana: parlez-vous arabe marocain? Quand les séries réconcilient avec la darija. In Benítez Fernández, Montserrat / Miller, Catherine / de Ruiter, Jan Jaap / Tamer, Youssef (eds) *Évolution des pratiques et représentations langagières dans le Maroc du XXIe siècle*. 2 vols. Paris: L'Harmattan, 1.119–144.
Ziraoui, Youssef 2010. Série je t'aime, série je t'adore. *TelQuel*. 418, 52–53.
Ziraoui, Youssef 2012. Des chiffres sur les images, *TelQuel*. 516, 46–47.
Zouhir, Abderrahmane 2007. Language policy and factors influencing it in some Middle Eastern countries and Morocco. In Parkinson, Dilworth B. (ed.) *Papers from the XXI Annual Symposium on Arabic Linguistics (Provo, Utah, March 2007)*. Provo: Brigham Young University, 133–148.
Zughoul, Muhammad Raji 1980. Diglossia in Arabic: Investigating Solutions. *Anthropological Linguistics* 22/5, 201–217.
Zuhal, Muhammad Raji / Taminian, Lucine 1984. The Linguistic Attitudes of Arab University Students: Factorial Structure and Intervening Variables. *International Journal of the Sociology of Language*. 50, 155–179.

Anexo

Cuestionario sobre el entramado psicolingüístico de los niños marroquíes del mundo y el papel de la televisión

Preguntas referidas a la televisión y las lenguas

- ¿qué ves más, la televisión marroquí o la española?
- ¿qué programas ves de la televisión española?
- ¿qué satélite tiene sintonizado tu familia?
- ¿qué canal ves más de la televisión marroquí?
- ¿qué programas?
- ¿cuándo?
- ¿ves algún programa en árabe clásico?
- ¿en qué satélites?
- ¿qué programa?
- ¿has aprendido idiomas gracias a la televisión? En caso afirmativo, ¿cuáles?

Referidas a la selección de lenguas y sus funciones

- ¿cuál es tu lengua?
- ¿cuándo la hablas?
- ¿dónde la hablas cuando estas en España?
- ¿con quién la hablas?
- ¿dónde la hablas en Marruecos?
- ¿con quién la hablas?
- ¿cuál es la lengua que más hablas?
- ¿con quién la hablas? ¿con tus hermanos? ¿con tus padres? ¿con la gente?
- ¿dónde y cómo la has aprendido?
- ¿qué es lo que más te ha ayudado en tu aprendizaje del español?
- ¿qué lengua hablas cuando vas a Marruecos?

Referidas a la procedencia y al sentido de pertenencia

- ¿dónde has nacido?
- ¿de dónde eres?
- ¿eres marroquí o español?
- ¿y tu padre? ¿y tu madre?
- ¿has ido al colegio en Marruecos?
- ¿qué sabes de Palestina[178]?
- ¿qué sabes de los judíos?
- ¿sabes qué es Al-Quds?

---

[178] Las tres últimas preguntas del bloque surgieron a raíz de mencionar casualmente la palabra *Palestina* en clase y comprobar, al preguntar sobre su ubicación, que se trataba de un tema prácticamente desconocido por nuestros alumnos.

Índice general

2M, 79, 86–89, 98, 106, 116, 145, 153

Abdou, 154
acrolecto, 38
aculturación, 19, 125–126, 129, 142
Afgāni, 154
Afganistán, 154
África, 23
Ajbār a-ssūq, 97
'Alami, Murad, 97
Al-Ahram, 103
Al-Ajbār, 104
Al Aji, Sanaa, 76
Al-amal, 99
Al-Ándalus, 66
Al-Arab, 103–104
Al-arabiyya, 78
Al Fasi, Allall, 155
Al-Gournal, 99
Al-Hurra, 78
Al-Jarida, 99
al-Jazairia, Warda, 76
Al Jazeera, 78, 81, 101, 110, 137
Al Jazeera Sport, 81
Al-Massae, 99, 103, 105, 137
Almería, 72, 88, 100, 115
Al-Quds, Jerusalén, 124, 184
Al-Quds Al-'arabī, 105
alternancia de códigos, 22, 35, 65, 77, 86, 91–95, 120–124, 127, 132, 140, 144, 150
Al-Usbu' aḍḍāḥik, 97
amazigh, véase *bereber*
ambigüedad, 35, 47, 48–50, 107
Amine, Youssouf, 98
'*āmm*, 33, 134
Amman, 27
analfabetismo, 135, 138–139, 157

anglicismos, 81, 83–84
antilenguaje, 33, 45
árabe argelino, 77, 98, 138
árabe clásico, *passim*
árabe egipcio, 76, 82, 89, 98
árabe escrito, 38, 43, 60, 75, 81, 88, 125, 129, 131, 151, 160–161
árabe estándar, 25, 73, 136, 143–144, 157
árabe formal, 25
árabe hablado, 25, 45, 56, 61, 63, 65, 71, 22, 85, 90, 103, 111, 140, 149–150, 155
árabe literal, 25, 64
árabe marroquí, *passim*
árabe marroquí moderno, 39, 56, 95
árabe medio, 38–40, 92, 105, 108, 144
árabe oral, *véase* árabe hablado
árabe tunecino, 98, 111
Arabia Saudí, 78
arabófonos, 32, 38, 119, 145, 150, 157
Arabsat, 82
'aransiya, véase *francarabe*
Argelia, 73
argelinos, 72, 77
Asia, 23
asimilación, 127
Assadissa, 136
Astra, 82
Asunto Benchemsi, 79, 99–101, 105
Aswat, 98
atrición, pérdida lingüística, 19
autoestima lingüística, 35, 45, 131, 144, 154–155, 158–159, 163
Ayouch, Nabil, 76
Azziman, Omar, 80

baazismo, 55
Baréin, 17

basilecto, 38
Batma, 104
BeIN Sports, 81
beldi, 134, 139
Ben Aguida, Nihad, 98
Benchemsi, Ahmed, *véase* asunto Benchemsi
Beni Mellal, 91
Ben Jelloun, Tahar, 46
Benkirane, Abdelilah, 110
Ben Said, Samira, 76
berberófonos, 47, 113, 116, 119, 169, 144–145, 157
bereber 18, 35, 52–53, 56, 92, 102–104, 110, 112–114, 119, 125, 129–130, 134, 139, 143–144, 151–152, 155, 157, 162
Bilād al-ḥarb, 134
Bilād al-Islām, 134
bilingüismo, 14, 19, 34, 47, 55, 119, 121, 124, 126, 129, 157
Blād el-Majzen, 134
Blād e-ssība, 134
Boing, 119
Boualem, Zakaria, 75
Brasil, 31
Bziz, 99

Cambio 16, 78
Canadá, 128
Carta de Agadir, 159
Carta Europea de las Lenguas Regionales y Minoritarias, 78
Carte Nationale d'Éducation et Formation, 78
Casablanca, 47, 74, 76, 87, 91, 128, 136, 152, 158
Caso Benchemsi, *véase* asunto Benchemsi
castellano, *véase* español
Ceuta, 72, 80, 152
Chada FM, 98
change from below, 34

Chaouen, 87
chauní, 66
Chraïbi, 91
cibertexto, 43–45, 98, 145, 149
Cleveland, 64
código mixto, 65, 129, 132, 140
códigos lingüísticos, 19, 122, 132
coiné, véase *lingua franca*
Colombia, 31
colonialismo, 52–54, 57, 63, 156
coloquialidad, 42, 98
competencia conversacional, 108
comunicación transgeneracional, 130
comunidad lingüística transnacional, 21, 23, 71, 73, 144
conectores, 48, 107
conflictos, 17, 23, 35, 52, 77, 104–105, 112–113, 155
Constitución marroquí, 22, 57, 101, 112
continuum diglósico, 18, 40, 92–94, 156
convergencia lingüística, 85, 91, 94
Corán, 32, 60, 87, 156, 161–162
Correo de Andalucía, 78
COSEF, 101
criollización, 140
CSEFRS, 80

Dáesh, 137
dahīr al-barbar, 52
dāriŷa, passim
Debbuz, 75
democracia, 35, 57, 138, 151
Democracia y Modernidad, 136
dialecto de Marrakech, 87
dialecto norteño, *véase* marroquí norteño
dialectos, 15, 32, 34, 37–39, 45, 47, 61–62, 64, 66–67, 76, 85–88, 90–91, 95, 101, 103–104, 114, 131, 142, 150, 154, 156, 161
diglosia, diglósico, *passim*
discurso escrito, 41, 106
discurso espontáneo, 49

discurso informal, 107
discurso oral, 43, 48–49, 107
discursos ideológicos de combate, 53
Doukkali, Abou Chrouaïb, 155

economía lingüística, 42, 50
educación, 19, 34, 38, 46, 56, 72, 77, 79, 84, 95, 115, 129, 152, 157, 161
Egipto, 17, 76, 82
El Azami, Otman 21, 74
El País, 100, 102
elitismo, 142
emigrantes, 120
Emir de Catar, 78
enseñanza, 20, 52–54, 56, 58, 63, 72–73, 79, 83, 86, 93, 121, 124, 126, 137, 144, 146–147, 150, 152–153, 157, 160–163
Erdogan, 88
escritura, 18, 23, 39–40, 42, 74, 98–99, 106, 110, 132, 134, 144–146, 149
España, 20, 23, 25, 47, 73, 81, 92, 102, 115–119, 122–123, 125, 128–129, 131, 138, 152, 183
español, 35, 45–47, 51, 62, 65–66, 73, 81–82, 84, 86, 92–94, 117–119, 121–139, 132, 150, 155, 183
espontaneidad, 27, 43, 45, 65, 74, 87, 98, 103, 115, 145, 153
Estados Unidos, 78

Facebook, 27
familia, 32, 37, 39, 47, 72–73, 86, 88–89, 91–93, 121, 123–128, 132, 183
Fez, 87, 91
fiqh, 134
Fondation Zakoura, 77, 79
francarabe, 46
francés, 18, 35, 4547, 51, 55, 59, 64–66, 75, 77–78, 81–84, 94, 103–104, 111, 114, 117, 134–135, 138–139, 143, 150, 155
Francia, 52, 55, 75, 77–78, 137, 162

Fundación Hassan II, 72
Fundación Zakoura, *véase* Fondation Zakoura
fundamentalismo, 136
fuṣḥà, 25, 38, 54, 101, 104–105, 129, 150–152, 154

Gad el maleh, 75
galicismos, 81, 83–84
gestual, código, *véase* lenguaje gestual
globalismos, 83
globalización, 17, 25, 74, 83, 103, 149, 155
glocal, 19, 112, 115, 128
glotofagia, 54
Goytisolo, Juan, 58, 78, 100, 102, 152, 161
grafía, 42–43, 87, 114, 161
gramática, 34, 64–65, 156, 160, 162
grupos de prestigio, 51

hablas septentrionales, *véase* marroquí norteño
Hafez, Abdel Halim, 76
ḥalāl, 122, 134, 136, 140
ḥarām, 128, 134, 136, 140
hasanía, 114
Hassan II, 72, 75, 79, 99
Hermanos Musulmanes, 154
Hespress, 19
high variety, 37
hispanismos, 33, 47, 81
Hit Radio, 99
humor, 79

identidad, 18–21, 23–26, 31–36, 44, 53, 55, 59–60, 62, 65–66, 68, 73, 77–78, 84, 102, 104, 112–113, 115, 120, 122–128, 130–134, 136, 139–142, 144, 150–152, 154–155, 157–158
identitario, 22, 25, 55, 84, 115, 120, 123, 125–126, 132, 139, 150, 158

IERA, 161
igualdad, 35, 80, 129, 138, 156, 158
impensable, 20, 77, 109–110, 112, 151
impensado, 20, 56–57, 109–111, 151, 162
informalidad, 18, 42, 134, 146
inglés, 35, 45, 59, 62, 83, 103–104, 111, 114
inmigrantes, 20, 23, 46, 72–73, 77, 84, 87, 82, 115, 121–122, 124–126, 129, 162
inside code, 121
Instituto de Formación de Imames y Predicadoras *muršidāt* de Rabat, 136
interacción, 39, 41, 44, 48, 98, 103, 107, 114
interferencias, 49, 92
interlecto, 38–39
Internet, 26, 39, 41–44, 82–83, 87, 98, 101, 103, 137, 149
Iqra, 137
IRCAM, 78, 114
islam, 24, 31–32, 52, 54, 57, 60, 62, 66, 72–73, 105–106, 113, 118, 123, 128, 130–131, 134, 140, 151, 154–155
islamismo, 54–55, 111, 136–137, 163
islamización, 54, 140, 154
italiano, 126

jāṣṣ, 33, 135
Jbar blādna, 99
jerga juvenil, 33
jóvenes, juventud, 20, 26–27, 34, 58, 75, 77, 82, 87, 89, 102, 111, 132, 137, 143–144

Ksikes, Driss, 76, 79
Kulzum, Umm, 76
Kuwait, 76

Laabi, Abdellatif, 46
Lakhdar, Ahmed, 161

Lakhmari, Nourredine, 76
Lalla Fatima, 99
language shift, 34, 64
Larbi, Aichane, 98
Latefi, 'Adel, 97
Le Monde, 137
Le Monde diplomatique, 162
Le Soir, 103
lealtad lingüística, 18, 31, 64, 67, 158
Lemsyeh, Ahmed, 97
lengua de acogida, 19, 46, 92, 121–122, 125, 128–129
lengua dominante, 31
lengua escrita, *véase* lenguaje escrito
lengua española, *véase* español
lengua filial, 121
lengua literaria, 60, 98
lengua materna, 31–32, 39, 45, 56, 67, 80, 86, 92, 95, 101–102, 121, 124–126, 129, 144, 150–151, 154, 157–158, 160, 162–163
lengua vernácula, 32, 61–62, 66, 79, 86, 93, 104, 142, 159
lenguaje de la calle, *véase zanqawiyya*
lenguaje escrito, 24, 41–42, 45, 48, 50, 60, 105, 108, 161
lenguaje gestual, 48
lenguaje oral, *véase* lenguas orales
lenguajes secretos, 33–34, 121
lenguas autóctonas, 35
lenguas orales, 18, 21, 36, 38, 41, 43–44, 48, 50, 61, 78, 86, 106, 111, 138–139, 141, 151–152, 162
lexificación, 160–161
Líbano, 76, 89
libertad, 17, 27, 35, 45, 80, 83, 97, 113, 128–129, 137–139, 141, 151, 153–154, 156
lingua franca, 55, 89, 145
local, 17, 19, 24, 31, 55, 57, 68, 83–84, 120, 123, 128, 130, 134–136, 139–140, 143–144, 150, 155, 157

low variety, 37
Machreq, *véase* Oriente Medio
machrequí, *véase* Oriente Medio
macrosociolingüística, 23, 73
Magreb, magrebí, 24, 46, 54–58, 64, 76, 78, 80–81, 102–104, 110, 122, 125–126, 142, 155
Mali, 73
marcadores, 43, 106–108; marcadores fáticos, 142
marginalidad, 58, 127, 134
Marrakech, 87
marroquí norteño, 66–67, 87
marroquí tangerino, 66
marroquí tetuaní, 66
Marruecos, *passim*
Marzouq, Ali, 98
Maududi, 154
MBC3, 89, 137
Medi1 Radio, 46
medios de comunicación, 20, 38–39, 41–43, 46, 54, 56, 74, 84, 86–87, 98, 107, 124, 131, 137, 141, 149, 156, 158, 160–161
Mediterráneo Sur, 78
Mélenchon, Jean-Luc, 111
Melilla, 72
Mesnawi, Driss, 97
mezquita, 54, 73, 97, 116, 119, 136
Middle Moroccan Arabic, véase árabe medio
migrantes, 19, 20–21, 26, 35, 73, 120, 122–123, 125–129, 136, 141, 160, 162
Mohamed VI, 52, 56, 74–75, 99–110, 136
monolingüismo, 19, 127
morfosintaxis, 38, 48–50, 106–107
Moufida, 79
movimientos sociales, 17, 98, 149
mujeres, 33–34, 54, 77, 81, 75, 116, 137
muletillas, 43, 107

Musawi, Jalīfa, 103
nacionalismo árabe, 55, 57
Nahḍa, 75, 103
naserismo, 55
Nayḍa, 75–77
neoárabe, 25
neologismo, 18, 45, 83–84
Nichane, 75, 79, 100, 102, 149
Níger, 73
núcleos de deixis, 41
nuevas tecnologías, 82, 101, 103, 145

Oriente Medio o Machreq, 57–58, 76, 88, 102, 105
ortografía, 42
Othmani, Saadeddine, 110

Palestina, 124, 184
panarabismo, 55, 57
panislámico, 151
pensamiento simbólico, 166
planificación lingüística, 21–23, 51–52, 55–56, 91, 131, 145, 150, 152–153, 155, 158
plurilingüismo, 55–57, 99
políticas de arabización, 53
porosidad, 40, 47, 51, 59
prensa, 23, 39, 74, 97, 99–100, 102, 104–105, 110, 112, 145, 149, 155, 161
prestigio sociolingüístico, variedad de prestigio, 22, 34, 36–37, 39–40, 45, 47, 54, 60, 62–63, 65, 67, 126, 129–133, 138, 142, 151
Primavera Árabe, 17, 56, 80, 98, 111–112
Primavera de la *dāriŷa*, 19, 24, 46, 75, 78, 153
pronunciación ortofónica, 160
Protectorado francés y español, 46–47, 51–52, 150
proxémico, código, 48
público femenino, *véase* mujeres

189

Qadiri, Murad, 97
quinésico, código, 48

Rabat, 47, 74, 87, 91, 136
Rida, Rachid, 154
racismo, 57, 104, 141
radio, 39, 46, 75, 81, 98
rap, 77
ray, 77
Red, véase Internet
redes sociales, 18, 23, 27, 33, 39, 74, 84, 103, 153
redundancia, 48, 50, 92, 122
registro humorístico, 75, 97
registro oral, 39, 41, 44, 49, 107–108, 161–162
Regragui, Aziz, 97–98
relexificación, 80
religión, 31, 33, 38–39, 54, 57, 63, 72–73, 79, 92, 106, 123, 128, 130, 134, 136, 151
resistencia cultural, 127
Rilke, Rainer Maria 161
RTM, 98
ruido, 19
rūmī, 129, 135

Sahel, 112
šamali, véase *marroquí norteño*
Senegal, 73
senegalés, 116
series televisivas o teleseries, 22, 41, 71, 76, 79, 85, 87–91, 103, 116, 118, 131, 145, 149
setting, 48
sexo, 31, 33, 79, 88–89, 116, 120, 140
síndrome de Ulises, 127
sintaxis, 38, 41–42, 49, 107, 110
Siria, 17, 76, 88
siro-libanés, 82, 88–89
Slimani, Leïla, 46, 75
sociedad civil, 17, 82, 134, 142, 155
sociolecto, 34
sunna, 32, 135

tabú, 18, 20, 33, 56, 76, 78–79, 101, 106, 109, 111, 129–130, 132, 135–138, 150–151, 162
tachelhit, 56
tamaġribit, 18
tamazigh, véase *bereber*
tamazight, 56
Tánger, 27, 87, 91
tangerino, véase marroquí tangerino
taqāfa, 135
tarifit, 56
telefonía móvil, 39, 42, 83, 87
teleseries, véase series
TelQuel, 42, 46, 75, 78–79, 99–102, 145, 149, 162
Tetuán, 32, 67, 87, 91, 131
tetuaní, véase marroquí tetuaní
transhumanismo, 26
Túnez, 17, 111, 138
turāṯ, 24, 38, 60, 135
Turquía, 88

UNESCO, 56, 78

variables, 108, 116, 119–121, 127, 140
variación, 32, 34–35, 45, 48, 51
variedad, *passim*
variedad baja, 37, 40
variedad de prestigio, véase prestigio
variedad local, 60, 62, 64–68, 159
Vaupes, 31
vocabulario, 20, 81, 99, 118, 160–161
Vogue, 75

Yebala, 67, 87
Yemen, 17
ŷiblī, 67
yihadismo, 137
Yousfi, Abderrahman, 99
YouTube, 27, 87, 98, 110

zanqawi, zanqawiyya, 33, 76, 91
zéjel, 97–98

Índice de autores

Abū Ŷahŷa, Dyab, 103
Achótegui, Joseba, 127[153]
Aguadé, Jordi, 99[122], 161[173]
Al-faqīḥ, Iḥsān, 105[136]
Anderson, Jon, W. [83]
Aragón Huerta, Mercedes, 97[115]
Arkoun, Mohammad, 20, 53, 56, 58, 109ter, 151
Asilem, Mohammed, 33[23]
Ayouch, Noureddine, 76, 79, 131, 153

Badawi, El Said, 38
Badiou, Alain, 27[13]
Ben ʿAzzuz Hakim, Mohammad, 47
Ben Mālik, Nourddīn, 104
Benraad, Myriam, 137
Ben Ṣalaḥ, Bašrī, 104
Ben Sellam, Nadia, 83
Benítez Fernández, Montserrat, 78, 83[88], 142[163]
Benrabah, Mohamed, 138[161]
Bentahila, Abdelali, 59, 62, 65
Bettoni, Camilla, 119, 127
Bos, Petra, 19[7]
Boucherit, Aziza, 67
Brigui, Fouad, 97[113]
Brown, Gillian, 48[38]

Calvet, Louis-Jean, 54[44], 57
Carrasco, Susana, 42[28]
Carter, Michael G., 63
Caubet, Dominique, 42[29], 77, 138, 161[173]
Chagraoui, Mohamed, 154
Chevalier, Patrice, 98
Chini, Marina, 126
Cooper, Robert L., 51[bis], 55[47], 111

Daher, Nazih Y., 64[bis]

de Ruiter, Jan Jaap 46, 94, 142–143

Eickelman, Dale F., 83
El Azami, Otman, 74, 82, 88, 111, 155[169]
El Oifi, Mohammed, 78[82]

Fasold, Ralph, 93
Fassi Fehri, Abdelkader, 51[42]
Favaro, Graziella, 121, 123, 127
Ferguson, Charles A., 37–38, 61[61], 63
Ferrando, Ignacio, 25[12]
Frankel, Hannah, 59[58]

Gago Gómez, Laura, 161[173]
Gal, Susan, 34[24]
Gandolfi, Paula, 84
Gintsburg, Sarali, 77
Goytisolo, Juan, 58[55], 78[84], 100[124], 102[129], 152[165], 161
Grandguillaume, Gilbert, 45, 64
Grimes, Barbara, 31[15]
Grosrichard, Ruth, 137
Grotzfeld, Heinz, 61, 104
Guessous, Fouad, 97[114]

Halliday, Michael Alexander Kirkwood, 33–34
Ḥāmid, Zayd, 103
Hannach, A., 103[131]
Hänsch, Anja, 19[6]
Hasbane, Redoine, 75[77]
Hashmi, Nadia, 73[74], 125
Heath, Jeffrey, 35[25]
Heliel, Mohammed, 38, 62
Herrero Muñoz-Cobo, Bárbara, 43[32], 47[35], 49[39], 50[40], 54, 63[62], 95[112], 100[125], 123[152], 133[155], 134[157]
Holes, Clive, D. 32[17]

Holly, Werner, 41
Huwaydī, Fahmī, 103

Jablonka, Frank, 61[61], 136[159]
Jaoui, Amal, 92[107]
Johnstone, Barbara, 49

Labov, William, 34
Lachhab, Mohamad, 111–112
Lahjomri, Abdeljalil, 64
Lambert, Wallace E., 59[58]
Langone, Angela Diana, 99[121]
Laroui, Abdallah, 108, 153–154
Laroui, Fouad, 46[34], 157, 161[172]
Laroussi, Foued, 55
Lévy, Simon, 33[22]
López Morales, Humberto, 34, 92, 152
Loucel, Henri, 63–64
Lucini, Marc Saurina, 88[97]
Luque, Alejandro, 78[84], 152[165]

Maas, Utz, 75[77]
Maghraoui Hassani, Hanane, 112
Martín Rojo, Luisa, 121[150]
Martínez Montávez, Pedro, 55[46], 102[130]
Meskine, Driss, 110
Messaoudi, Leïla, 74[75], 85
Mijares, Laura, 73[73], 121[150]
Miller, Catherine, 79, 89[101], 97–99
Milroy, Lesley 32[19]
Moscoso García, Francisco, 20[9], 56[50]–51, 90, 152[166], 162[177]
Moustaoui Srhir, Adil, 88[95], 112, 155[169], 162

Nini, Rachid 105bis

Peñas, M.ª Azucena, 42[28]

Pérez Cañada, Luis Miguel, 98[118]
Pianel, Georges, 33[21]

Quds, Šhabaʿa, 103

Rieschild, Verna Robertson, 108[139]
Riguet, Maurice, 64
Rivera Reyes, Verónica, 152[166]
Rodríguez del Pozo, Laura, 54
Roque, Maria Àngels, 17[1]
Rotaetxe Amusategui, Karmele, 38, 44[33]
Rubino, Antonia, 119, 127
Ruiz Bravo, Carmen, 55[46]

Salinitro, Anna, 98[118]
Spotti, Massimiliano, 84

Tamer, Youssef, 142163
Taminian, Lucine, 156
Thomas, Dominique, 83
Tilmatine, Mohand, 79
Tollefson, James W., 77[81], 136[160]
Trudgill, Peter, 67
Tucker, G. Richard, 59[58]

Uribe Villegas, Óscar, 31[16]

Vicente, Ángeles, 85

Yorkey, Richard, 60[59]
Youssi, Abderrahim, 38, 56[50], 90, 92, 98
Yule, George, 48[38]

Ziamari, Karima, 46, 94, 143
Ziraoui, Youssef, 88, 91
Zouhir, Abderrahmane, 52, 151
Zughoul, Muhammad Raji, 38
Zuhal, Muhammad, 156

Linguistic Insights

Studies in Language and Communication

This series aims to promote specialist language studies in the fields of linguistic theory and applied linguistics, by publishing volumes that focus on specific aspects of language use in one or several languages and provide valuable insights into language and communication research. A cross-disciplinary approach is favoured and most European languages are accepted.

The series includes two types of books:

- **Monographs** – featuring in-depth studies on special aspects of language theory, language analysis or language teaching.
- **Collected papers** – assembling papers from workshops, conferences or symposia.

Each volume of the series is subjected to a double peer-reviewing process.

Vol. 1 Maurizio Gotti & Marina Dossena (eds)
Modality in Specialized Texts. Selected Papers of the 1st CERLIS Conference.
421 pages. 2001. ISBN 3-906767-10-8 · US-ISBN 0-8204-5340-4

Vol. 2 Giuseppina Cortese & Philip Riley (eds)
Domain-specific English. Textual Practices across Communities and Classrooms.
420 pages. 2002. ISBN 3-906768-98-8 · US-ISBN 0-8204-5884-8

Vol. 3 Maurizio Gotti, Dorothee Heller & Marina Dossena (eds)
Conflict and Negotiation in Specialized Texts. Selected Papers of the 2nd CERLIS Conference.
470 pages. 2002. ISBN 3-906769-12-7 · US-ISBN 0-8204-5887-2

Vol. 4 Maurizio Gotti, Marina Dossena, Richard Dury, Roberta Facchinetti & Maria Lima
Variation in Central Modals. A Repertoire of Forms and Types of Usage in Middle English and Early Modern English.
364 pages. 2002. ISBN 3-906769-84-4 · US-ISBN 0-8204-5898-8

Editorial address:

Prof. Maurizio Gotti   Università di Bergamo, Dipartimento di Lingue, Letterature Straniere e Comunicazione, Piazza Rosate 2, 24129 Bergamo, Italy
Fax: +39 035 2052789, E-Mail: m.gotti@unibg.it

Vol.	5	Stefania Nuccorini (ed.) Phrases and Phraseology. Data and Descriptions. 187 pages. 2002. ISBN 3-906770-08-7 · US-ISBN 0-8204-5933-X
Vol.	6	Vijay Bhatia, Christopher N. Candlin & Maurizio Gotti (eds) Legal Discourse in Multilingual and Multicultural Contexts. Arbitration Texts in Europe. 385 pages. 2003. ISBN 3-906770-85-0 · US-ISBN 0-8204-6254-3
Vol.	7	Marina Dossena & Charles Jones (eds) Insights into Late Modern English. 2nd edition. 378 pages. 2003, 2007. ISBN 978-3-03911-257-9 · US-ISBN 978-0-8204-8927-8
Vol.	8	Maurizio Gotti Specialized Discourse. Linguistic Features and Changing Conventions. 351 pages. 2003, 2005. ISBN 3-03910-606-6 · US-ISBN 0-8204-7000-7
Vol.	9	Alan Partington, John Morley & Louann Haarman (eds) Corpora and Discourse. 420 pages. 2004. ISBN 3-03910-026-2 · US-ISBN 0-8204-6262-4
Vol.	10	Martina Möllering The Acquisition of German Modal Particles. A Corpus-Based Approach. 290 pages. 2004. ISBN 3-03910-043-2 · US-ISBN 0-8204-6273-X
Vol.	11	David Hart (ed.) English Modality in Context. Diachronic Perspectives. 261 pages. 2003. ISBN 3-03910-046-7 · US-ISBN 0-8204-6852-5
Vol.	12	Wendy Swanson Modes of Co-reference as an Indicator of Genre. 430 pages. 2003. ISBN 3-03910-052-1 · US-ISBN 0-8204-6855-X
Vol.	13	Gina Poncini Discursive Strategies in Multicultural Business Meetings. 2nd edition. 338 pages. 2004, 2007. ISBN 978-3-03911-296-8 · US-ISBN 978-0-8204-8937-7
Vol.	14	Christopher N. Candlin & Maurizio Gotti (eds) Intercultural Aspects of Specialized Communication. 2nd edition. 369 pages. 2004, 2007. ISBN 978-3-03911-258-6 · US-ISBN 978-0-8204-8926-1
Vol.	15	Gabriella Del Lungo Camiciotti & Elena Tognini Bonelli (eds) Academic Discourse. New Insights into Evaluation. 234 pages. 2004. ISBN 3-03910-353-9 · US-ISBN 0-8204-7016-3
Vol.	16	Marina Dossena & Roger Lass (eds) Methods and Data in English Historical Dialectology. 405 pages. 2004. ISBN 3-03910-362-8 · US-ISBN 0-8204-7018-X
Vol.	17	Judy Noguchi The Science Review Article. An Opportune Genre in the Construction of Science. 274 pages. 2006. ISBN 3-03910-426-8 · US-ISBN 0-8204-7034-1

Vol. 18 Giuseppina Cortese & Anna Duszak (eds)
Identity, Community, Discourse. English in Intercultural Settings.
495 pages. 2005. ISBN 3-03910-632-5 · US-ISBN 0-8204-7163-1

Vol. 19 Anna Trosborg & Poul Erik Flyvholm Jørgensen (eds)
Business Discourse. Texts and Contexts.
250 pages. 2005. ISBN 3-03910-606-6 · US-ISBN 0-8204-7000-7

Vol. 20 Christopher Williams
Tradition and Change in Legal English. Verbal Constructions
in Prescriptive Texts.
2nd revised edition. 216 pages. 2005, 2007. ISBN 978-3-03911-444-3.

Vol. 21 Katarzyna Dziubalska-Kolaczyk & Joanna Przedlacka (eds)
English Pronunciation Models: A Changing Scene.
2nd edition. 476 pages. 2005, 2008. ISBN 978-3-03911-682-9.

Vol. 22 Christián Abello-Contesse, Rubén Chacón-Beltrán,
M. Dolores López-Jiménez & M. Mar Torreblanca-López (eds)
Age in L2 Acquisition and Teaching.
214 pages. 2006. ISBN 3-03910-668-6 · US-ISBN 0-8204-7174-7

Vol. 23 Vijay K. Bhatia, Maurizio Gotti, Jan Engberg & Dorothee Heller (eds)
Vagueness in Normative Texts.
474 pages. 2005. ISBN 3-03910-653-8 · US-ISBN 0-8204-7169-0

Vol. 24 Paul Gillaerts & Maurizio Gotti (eds)
Genre Variation in Business Letters. 2nd printing.
407 pages. 2008. ISBN 978-3-03911-681-2.

Vol. 25 Ana María Hornero, María José Luzón & Silvia Murillo (eds)
Corpus Linguistics. Applications for the Study of English.
2nd printing. 526 pages. 2006, 2008. ISBN 978-3-03911-726-0

Vol. 26 J. Lachlan Mackenzie & María de los Ángeles Gómez-González (eds)
Studies in Functional Discourse Grammar.
259 pages. 2005. ISBN 3-03910-696-1 · US-ISBN 0-8204-7558-0

Vol. 27 Debbie G. E. Ho
Classroom Talk. Exploring the Sociocultural Structure of Formal ESL Learning.
2nd edition. 254 pages. 2006, 2007. ISBN 978-3-03911-434-4

Vol. 28 Javier Pérez-Guerra, Dolores González-Álvarez, Jorge L. Bueno-Alonso
& Esperanza Rama-Martínez (eds)
'Of Varying Language and Opposing Creed'. New Insights into Late Modern English.
455 pages. 2007. ISBN 978-3-03910-788-9

Vol. 29 Francesca Bargiela-Chiappini & Maurizio Gotti (eds)
Asian Business Discourse(s).
350 pages. 2005. ISBN 3-03910-804-2 · US-ISBN 0-8204-7574-2

Vol. 30 Nicholas Brownlees (ed.)
News Discourse in Early Modern Britain. Selected Papers of CHINED 2004.
300 pages. 2006. ISBN 3-03910-805-0 · US-ISBN 0-8204-8025-8

Vol. 31 Roberta Facchinetti & Matti Rissanen (eds)
Corpus-based Studies of Diachronic English.
300 pages. 2006. ISBN 3-03910-851-4 · US-ISBN 0-8204-8040-1

Vol. 32　Marina Dossena & Susan M. Fitzmaurice (eds)
Business and Official Correspondence. Historical Investigations.
209 pages. 2006. ISBN 3-03910-880-8 · US-ISBN 0-8204-8352-4

Vol. 33　Giuliana Garzone & Srikant Sarangi (eds)
Discourse, Ideology and Specialized Communication.
494 pages. 2007. ISBN 978-3-03910-888-6

Vol. 34　Giuliana Garzone & Cornelia Ilie (eds)
The Use of English in Institutional and Business Settings.
An Intercultural Perspective.
372 pages. 2007. ISBN 978-3-03910-889-3

Vol. 35　Vijay K. Bhatia & Maurizio Gotti (eds)
Explorations in Specialized Genres.
316 pages. 2006. ISBN 3-03910-995-2 · US-ISBN 0-8204-8372-9

Vol. 36　Heribert Picht (ed.)
Modern Approaches to Terminological Theories and Applications.
432 pages. 2006. ISBN 3-03911-156-6 · US-ISBN 0-8204-8380-X

Vol. 37　Anne Wagner & Sophie Cacciaguidi-Fahy (eds)
Legal Language and the Search for Clarity / Le langage juridique et la quête de clarté.
Practice and Tools / Pratiques et instruments.
487 pages. 2006. ISBN 3-03911-169-8 · US-ISBN 0-8204-8388-5

Vol. 38　Juan Carlos Palmer-Silveira, Miguel F. Ruiz-Garrido &
Inmaculada Fortanet-Gómez (eds)
Intercultural and International Business Communication.
Theory, Research and Teaching.
2nd edition. 343 pages. 2006, 2008. ISBN 978-3-03911-680-5

Vol. 39　Christiane Dalton-Puffer, Dieter Kastovsky, Nikolaus Ritt &
Herbert Schendl (eds)
Syntax, Style and Grammatical Norms. English from 1500–2000.
250 pages. 2006. ISBN 3-03911-181-7 · US-ISBN 0-8204-8394-X

Vol. 40　Marina Dossena & Irma Taavitsainen (eds)
Diachronic Perspectives on Domain-Specific English.
280 pages. 2006. ISBN 3-03910-176-0 · US-ISBN 0-8204-8391-5

Vol. 41　John Flowerdew & Maurizio Gotti (eds)
Studies in Specialized Discourse.
293 pages. 2006. ISBN 3-03911-178-7

Vol. 42　Ken Hyland & Marina Bondi (eds)
Academic Discourse Across Disciplines.
320 pages. 2006. ISBN 3-03911-183-3 · US-ISBN 0-8204-8396-6

Vol. 43　Paul Gillaerts & Philip Shaw (eds)
The Map and the Landscape. Norms and Practices in Genre.
256 pages. 2006. ISBN 3-03911-182-5 · US-ISBN 0-8204-8395-4

Vol. 44　Maurizio Gotti & Davide Giannoni (eds)
New Trends in Specialized Discourse Analysis.
301 pages. 2006. ISBN 3-03911-184-1 · US-ISBN 0-8204-8381-8

Vol. 45　Maurizio Gotti & Françoise Salager-Meyer (eds)
Advances in Medical Discourse Analysis. Oral and Written Contexts.
492 pages. 2006. ISBN 3-03911-185-X · US-ISBN 0-8204-8382-6

Vol. 46 Maurizio Gotti & Susan Šarcević (eds)
Insights into Specialized Translation.
396 pages. 2006. ISBN 3-03911-186-8 · US-ISBN 0-8204-8383-4

Vol. 47 Khurshid Ahmad & Margaret Rogers (eds)
Evidence-based LSP. Translation, Text and Terminology.
584 pages. 2007. ISBN 978-3-03911-187-9

Vol. 48 Hao Sun & Dániel Z. Kádár (eds)
It's the Dragon's Turn. Chinese Institutional Discourses.
262 pages. 2008. ISBN 978-3-03911-175-6

Vol. 49 Cristina Suárez-Gómez
Relativization in Early English (950-1250). the Position of Relative Clauses.
149 pages. 2006. ISBN 3-03911-203-1 · US-ISBN 0-8204-8904-2

Vol. 50 Maria Vittoria Calvi & Luisa Chierichetti (eds)
Nuevas tendencias en el discurso de especialidad.
319 pages. 2006. ISBN 978-3-03911-261-6

Vol. 51 Mari Carmen Campoy & María José Luzón (eds)
Spoken Corpora in Applied Linguistics.
274 pages. 2008. ISBN 978-3-03911-275-3

Vol. 52 Konrad Ehlich & Dorothee Heller (Hrsg.)
Die Wissenschaft und ihre Sprachen.
323 pages. 2006. ISBN 978-3-03911-272-2

Vol. 53 Jingyu Zhang
The Semantic Salience Hierarchy Model. The L2 Acquisition of Psych Predicates
273 pages. 2007. ISBN 978-3-03911-300-2

Vol. 54 Norman Fairclough, Giuseppina Cortese & Patrizia Ardizzone (eds)
Discourse and Contemporary Social Change.
555 pages. 2007. ISBN 978-3-03911-276-0

Vol. 55 Jan Engberg, Marianne Grove Ditlevsen, Peter Kastberg & Martin Stegu (eds)
New Directions in LSP Teaching.
331 pages. 2007. ISBN 978-3-03911-433-7

Vol. 56 Dorothee Heller & Konrad Ehlich (Hrsg.)
Studien zur Rechtskommunikation.
322 pages. 2007. ISBN 978-3-03911-436-8

Vol. 57 Teruhiro Ishiguro & Kang-kwong Luke (eds)
Grammar in Cross-Linguistic Perspective.
The Syntax, Semantics, and Pragmatics of Japanese and Chinese.
304 pages. 2012. ISBN 978-3-03911-445-0

Vol. 58 Carmen Frehner
Email – SMS – MMS
294 pages. 2008. ISBN 978-3-03911-451-1

Vol. 59 Isabel Balteiro
The Directionality of Conversion in English. A Dia-Synchronic Study.
276 pages. 2007. ISBN 978-3-03911-241-8

Vol. 60 Maria Milagros Del Saz Rubio
English Discourse Markers of Reformulation.
237 pages. 2007. ISBN 978-3-03911-196-1

| Vol. | 61 | Sally Burgess & Pedro Martín-Martín (eds) English as an Additional Language in Research Publication and Communication. 259 pages. 2008. ISBN 978-3-03911-462-7 |

| Vol. | 62 | Sandrine Onillon Pratiques et représentations de l'écrit. 458 pages. 2008. ISBN 978-3-03911-464-1 |

| Vol. | 63 | Hugo Bowles & Paul Seedhouse (eds) Conversation Analysis and Language for Specific Purposes. 2nd edition. 337 pages. 2007, 2009. ISBN 978-3-0343-0045-2 |

| Vol. | 64 | Vijay K. Bhatia, Christopher N. Candlin & Paola Evangelisti Allori (eds) Language, Culture and the Law. The Formulation of Legal Concepts across Systems and Cultures. 342 pages. 2008. ISBN 978-3-03911-470-2 |

| Vol. | 65 | Jonathan Culpeper & Dániel Z. Kádár (eds) Historical (Im)politeness. 300 pages. 2010. ISBN 978-3-03911-496-2 |

| Vol. | 66 | Linda Lombardo (ed.) Using Corpora to Learn about Language and Discourse. 237 pages. 2009. ISBN 978-3-03911-522-8 |

| Vol. | 67 | Natsumi Wakamoto Extroversion/Introversion in Foreign Language Learning. Interactions with Learner Strategy Use. 159 pages. 2009. ISBN 978-3-03911-596-9 |

| Vol. | 68 | Eva Alcón-Soler (ed.) Learning How to Request in an Instructed Language Learning Context. 260 pages. 2008. ISBN 978-3-03911-601-0 |

| Vol. | 69 | Domenico Pezzini The Translation of Religious Texts in the Middle Ages. 428 pages. 2008. ISBN 978-3-03911-600-3 |

| Vol. | 70 | Tomoko Tode Effects of Frequency in Classroom Second Language Learning. Quasi-experiment and stimulated-recall analysis. 195 pages. 2008. ISBN 978-3-03911-602-7 |

| Vol. | 71 | Egor Tsedryk Fusion symétrique et alternances ditransitives. 211 pages. 2009. ISBN 978-3-03911-609-6 |

| Vol. | 72 | Cynthia J. Kellett Bidoli & Elana Ochse (eds) English in International Deaf Communication. 444 pages. 2008. ISBN 978-3-03911-610-2 |

| Vol. | 73 | Joan C. Beal, Carmela Nocera & Massimo Sturiale (eds) Perspectives on Prescriptivism. 269 pages. 2008. ISBN 978-3-03911-632-4 |

| Vol. | 74 | Carol Taylor Torsello, Katherine Ackerley & Erik Castello (eds) Corpora for University Language Teachers. 308 pages. 2008. ISBN 978-3-03911-639-3 |

Vol. 75 María Luisa Pérez Cañado (ed.)
English Language Teaching in the European Credit Transfer System.
Facing the Challenge.
251 pages. 2009. ISBN 978-3-03911-654-6

Vol. 76 Marina Dossena & Ingrid Tieken-Boon van Ostade (eds)
Studies in Late Modern English Correspondence. Methodology and Data.
291 pages. 2008. ISBN 978-3-03911-658-4

Vol. 77 Ingrid Tieken-Boon van Ostade & Wim van der Wurff (eds)
Current Issues in Late Modern English.
436 pages. 2009. ISBN 978-3-03911-660-7

Vol. 78 Marta Navarro Coy (ed.)
Practical Approaches to Foreign Language Teaching and Learning.
297 pages. 2009. ISBN 978-3-03911-661-4

Vol. 79 Qing Ma
Second Language Vocabulary Acquisition.
333 pages. 2009. ISBN 978-3-03911-666-9

Vol. 80 Martin Solly, Michelangelo Conoscenti & Sandra Campagna (eds)
Verbal/Visual Narrative Texts in Higher Education.
384 pages. 2008. ISBN 978-3-03911-672-0

Vol. 81 Meiko Matsumoto
From Simple Verbs to Periphrastic Expressions:
The Historical Development of Composite Predicates, Phrasal Verbs,
and Related Constructions in English.
235 pages. 2008. ISBN 978-3-03911-675-1

Vol. 82 Melinda Dooly
Doing Diversity. Teachers' Construction of Their Classroom Reality.
180 pages. 2009. ISBN 978-3-03911-687-4

Vol. 83 Victoria Guillén-Nieto, Carmen Marimón-Llorca & Chelo Vargas-Sierra (eds)
Intercultural Business Communication and
Simulation and Gaming Methodology.
392 pages. 2009. ISBN 978-3-03911-688-1

Vol. 84 Maria Grazia Guido
English as a Lingua Franca in Cross-cultural Immigration Domains.
285 pages. 2008. ISBN 978-3-03911-689-8

Vol. 85 Erik Castello
Text Complexity and Reading Comprehension Tests.
352 pages. 2008. ISBN 978-3-03911-717-8

Vol. 86 Maria-Lluisa Gea-Valor, Isabel García-Izquierdo & Maria-José Esteve (eds)
Linguistic and Translation Studies in Scientific Communication.
317 pages. 2010. ISBN 978-3-0343-0069-8

Vol. 87 Carmen Navarro, Rosa Mª Rodríguez Abella, Francesca Dalle Pezze
& Renzo Miotti (eds)
La comunicación especializada.
355 pages. 2008. ISBN 978-3-03911-733-8

Vol. 88 Kiriko Sato
The Development from Case-Forms to Prepositional Constructions in Old English Prose.
231 pages. 2009. ISBN 978-3-03911-763-5

Vol. 89 Dorothee Heller (Hrsg.)
Formulierungsmuster in deutscher und italienischer Fachkommunikation. Intra- und interlinguale Perspektiven.
315 pages. 2008. ISBN 978-3-03911-778-9

Vol. 90 Henning Bergenholtz, Sandro Nielsen & Sven Tarp (eds)
Lexicography at a Crossroads. Dictionaries and Encyclopedias Today, Lexicographical Tools Tomorrow.
372 pages. 2009. ISBN 978-3-03911-799-4

Vol. 91 Manouchehr Moshtagh Khorasani
The Development of Controversies. From the Early Modern Period to Online Discussion Forums.
317 pages. 2009. ISBN 978-3-3911-711-6

Vol. 92 María Luisa Carrió-Pastor (ed.)
Content and Language Integrated Learning. Cultural Diversity.
178 pages. 2009. ISBN 978-3-3911-818-2

Vol. 93 Roger Berry
Terminology in English Language Teaching. Nature and Use.
262 pages. 2010. ISBN 978-3-0343-0013-1

Vol. 94 Roberto Cagliero & Jennifer Jenkins (eds)
Discourses, Communities, and Global Englishes
240 pages. 2010. ISBN 978-3-0343-0012-4

Vol. 95 Facchinetti Roberta, Crystal David, Seidlhofer Barbara (eds)
From International to Local English – And Back Again.
268 pages. 2010. ISBN 978-3-0343-0011-7

Vol. 96 Cesare Gagliardi & Alan Maley (eds)
EIL, ELF, Global English. Teaching and Learning Issues
376 pages. 2010. ISBN 978-3-0343-0010-0

Vol. 97 Sylvie Hancil (ed.)
The Role of Prosody in Affective Speech.
403 pages. 2009. ISBN 978-3-03911-696-6

Vol. 98 Marina Dossena & Roger Lass (eds)
Studies in English and European Historical Dialectology.
257 pages. 2009. ISBN 978-3-0343-0024-7

Vol. 99 Christine Béal
Les interactions quotidiennes en français et en anglais.
De l'approche comparative à l'analyse des situations interculturelles.
424 pages. 2010. ISBN 978-3-0343-0027-8

Vol. 100 Maurizio Gotti (ed.)
Commonality and Individuality in Academic Discourse.
398 pages. 2009. ISBN 978-3-0343-0023-0

Vol. 101 Javier E. Díaz Vera & Rosario Caballero (eds)
Textual Healing. Studies in Medieval English Medical, Scientific and Technical Texts.
213 pages. 2009. ISBN 978-3-03911-822-9

Vol. 102   Nuria Edo Marzá
            The Specialised Lexicographical Approach. A Step further in Dictionary-making.
            316 pages. 2009. ISBN 978-3-0343-0043-8

Vol. 103   Carlos Prado-Alonso, Lidia Gómez-García, Iria Pastor-Gómez &
            David Tizón-Couto (eds)
            New Trends and Methodologies in Applied English Language Research.
            Diachronic, Diatopic and Contrastive Studies.
            348 pages. 2009. ISBN 978-3-0343-0046-9

Vol. 104   Françoise Salager-Meyer & Beverly A. Lewin
            Crossed Words. Criticism in Scholarly Writing?
            371 pages. 2011. ISBN 978-3-0343-0049-0.

Vol. 105   Javier Ruano-García
            Early Modern Northern English Lexis. A Literary Corpus-Based Study.
            611 pages. 2010. ISBN 978-3-0343-0058-2

Vol. 106   Rafael Monroy-Casas
            Systems for the Phonetic Transcription of English. Theory and Texts.
            280 pages. 2011. ISBN 978-3-0343-0059-9

Vol. 107   Nicola T. Owtram
            The Pragmatics of Academic Writing.
            A Relevance Approach to the Analysis of Research Article Introductions.
            311 pages. 2009. ISBN 978-3-0343-0060-5

Vol. 108   Yolanda Ruiz de Zarobe, Juan Manuel Sierra &
            Francisco Gallardo del Puerto (eds)
            Content and Foreign Language Integrated Learning.
            Contributions to Multilingualism in European Contexts
            343 pages. 2011. ISBN 978-3-0343-0074-2

Vol. 109   Ángeles Linde López & Rosalía Crespo Jiménez (eds)
            Professional English in the European context. The EHEA challenge.
            374 pages. 2010. ISBN 978-3-0343-0088-9

Vol. 110   Rosalía Rodríguez-Vázquez
            The Rhythm of Speech, Verse and Vocal Music. A New Theory.
            394 pages. 2010. ISBN 978-3-0343-0309-5

Vol. 111   Anastasios Tsangalidis & Roberta Facchinetti (eds)
            Studies on English Modality. In Honour of Frank Palmer.
            392 pages. 2009. ISBN 978-3-0343-0310-1

Vol. 112   Jing Huang
            Autonomy, Agency and Identity in Foreign Language Learning and Teaching.
            400 pages. 2013. ISBN 978-3-0343-0370-5

Vol. 113   Mihhail Lotman & Maria-Kristiina Lotman (eds)
            Frontiers in Comparative Prosody. In memoriam: Mikhail Gasparov.
            426 pages. 2011. ISBN 978-3-0343-0373-6

Vol. 114   Merja Kytö, John Scahill & Harumi Tanabe (eds)
            Language Change and Variation from Old English to Late Modern English.
            A Festschrift for Minoji Akimoto
            422 pages. 2010. ISBN 978-3-0343-0372-9

Vol. 115   Giuliana Garzone & Paola Catenaccio (eds)
            Identities across Media and Modes. Discursive Perspectives.
            379 pages. 2009. ISBN 978-3-0343-0386-6

Vol. 116   Elena Landone
Los marcadores del discurso y cortesía verbal en español.
390 pages. 2010. ISBN 978-3-0343-0413-9

Vol. 117   Maurizio Gotti & Christopher Williams (eds)
Legal Discourse across Languages and Cultures.
339 pages. 2010. ISBN 978-3-0343-0425-2

Vol. 118   David Hirsh
Academic Vocabulary in Context.
217 pages. 2010. ISBN 978-3-0343-0426-9

Vol. 119   Yvonne Dröschel
Lingua Franca English. The Role of Simplification and Transfer.
358 pages. 2011. ISBN 978-3-0343-0432-0

Vol. 120   Tengku Sepora Tengku Mahadi, Helia Vaezian & Mahmoud Akbari
Corpora in Translation. A Practical Guide.
135 pages. 2010. ISBN 978-3-0343-0434-4

Vol. 121   Davide Simone Giannoni & Celina Frade (eds)
Researching Language and the Law. Textual Features and Translation Issues.
278 pages. 2010. ISBN 978-3-0343-0443-6

Vol. 122   Daniel Madrid & Stephen Hughes (eds)
Studies in Bilingual Education.
472 pages. 2011. ISBN 978-3-0343-0474-0

Vol. 123   Vijay K. Bhatia, Christopher N. Candlin & Maurizio Gotti (eds)
The Discourses of Dispute Resolution.
290 pages. 2010. ISBN 978-3-0343-0476-4

Vol. 124   Davide Simone Giannoni
Mapping Academic Values in the Disciplines. A Corpus-Based Approach.
288 pages. 2010. ISBN 978-3-0343-0488-7

Vol. 125   Giuliana Garzone & James Archibald (eds)
Discourse, Identities and Roles in Specialized Communication.
419 pages. 2010. ISBN 978-3-0343-0494-8

Vol. 126   Iria Pastor-Gómez
The Status and Development of N+N Sequences in
Contemporary English Noun Phrases.
216 pages. 2011. ISBN 978-3-0343-0534-1

Vol. 127   Carlos Prado-Alonso
Full-verb Inversion in Written and Spoken English.
261 pages. 2011. ISBN 978-3-0343-0535-8

Vol. 128   Tony Harris & María Moreno Jaén (eds)
Corpus Linguistics in Language Teaching.
214 pages. 2010. ISBN 978-3-0343-0524-2

Vol. 129   Tetsuji Oda & Hiroyuki Eto (eds)
Multiple Perspectives on English Philology and History of Linguistics.
A Festschrift for Shoichi Watanabe on his 80th Birthday.
378 pages. 2010. ISBN 978-3-0343-0480-1

Vol. 130	Luisa Chierichetti & Giovanni Garofalo (eds) Lengua y Derecho. líneas de investigación interdisciplinaria. 283 pages. 2010. 978-3-0343-0463-4	
Vol. 131	Paola Evangelisti Allori & Giuliana Garzone (eds) Discourse, Identities and Genres in Corporate Communication. Sponsorship, Advertising and Organizational Communication. 324 pages. 2011. 978-3-0343-0591-4	
Vol. 132	Leyre Ruiz de Zarobe & Yolanda Ruiz de Zarobe (eds) Speech Acts and Politeness across Languages and Cultures. 402 pages. 2012. 978-3-0343-0611-9	
Vol. 133	Thomas Christiansen Cohesion. A Discourse Perspective. 387 pages. 2011. 978-3-0343-0619-5	
Vol. 134	Giuliana Garzone & Maurizio Gotti Discourse, Communication and the Enterprise. Genres and Trends. 451 pages. 2011. ISBN 978-3-0343-0620-1	
Vol. 135	Zsuzsa Hoffmann Ways of the World's Words. Language Contact in the Age of Globalization. 334 pages 2011. ISBN 978-3-0343-0673-7	
Vol. 136	Cecilia Varcasia (ed.) Becoming Multilingual. Language Learning and Language Policy between Attitudes and Identities. 213 pages. 2011. ISBN 978-3-0343-0687-5	
Vol. 137	Susy Macqueen The Emergence of Patterns in Second Language Writing. A Sociocognitive Exploration of Lexical Trails. 325 pages. 2012. ISBN 978-3-0343-1010-9	
Vol. 138	Maria Vittoria Calvi & Giovanna Mapelli (eds) La lengua del turismo. Géneros discursivos y terminología. 365 pages. 2011. ISBN 978-3-0343-1011-6	
Vol. 139	Ken Lau Learning to Become a Professional in a Textually-Mediated World. A Text-Oriented Study of Placement Practices. 261 pages. 2012. ISBN 978-3-0343-1016-1	
Vol. 140	Sandra Campagna, Giuliana Garzone, Cornelia Ilie & Elizabeth Rowley-Jolivet (eds) Evolving Genres in Web-mediated Communication. 337 pages. 2012. ISBN 978-3-0343-1013-0	
Vol. 141	Edith Esch & Martin Solly (eds) The Sociolinguistics of Language Education in International Contexts. 263 pages. 2012. ISBN 978-3-0343-1009-3	
Vol. 142	Forthcoming.	
Vol. 143	David Tizón-Couto Left Dislocation in English. A Functional-Discoursal Approach. 416 pages. 2012. ISBN 978-3-0343-1037-6	

| Vol. 144 | Margrethe Petersen & Jan Engberg (eds)
Current Trends in LSP Research. Aims and Methods.
323 pages. 2011. ISBN 978-3-0343-1054-3 |

| Vol. 145 | David Tizón-Couto, Beatriz Tizón-Couto, Iria Pastor-Gómez & Paula Rodríguez-Puente (eds)
New Trends and Methodologies in Applied English Language Research II.
Studies in Language Variation, Meaning and Learning.
283 pages. 2012. ISBN 978-3-0343-1061-1 |

| Vol. 146 | Rita Salvi & Hiromasa Tanaka (eds)
Intercultural Interactions in Business and Management.
306 pages. 2011. ISBN 978-3-0343-1039-0 |

| Vol. 147 | Francesco Straniero Sergio & Caterina Falbo (eds)
Breaking Ground in Corpus-based Interpreting Studies.
254 pages. 2012. ISBN 978-3-0343-1071-0 |

| Vol. 148 | Forthcoming. |

| Vol. 149 | Vijay K. Bhatia & Paola Evangelisti Allori (eds)
Discourse and Identity in the Professions. Legal, Corporate and Institutional Citizenship.
352 pages. 2011. ISBN 978-3-0343-1079-6 |

| Vol. 150 | Maurizio Gotti (ed.)
Academic Identity Traits. A Corpus-Based Investigation.
363 pages. 2012. ISBN 978-3-0343-1141-0 |

| Vol. 151 | Priscilla Heynderickx, Sylvain Dieltjens, Geert Jacobs, Paul Gillaerts &
Elizabeth de Groot (eds)
The Language Factor in International Business.
New Perspectives on Research, Teaching and Practice.
320 pages. 2012. ISBN 978-3-0343-1090-1 |

| Vol. 152 | Paul Gillaerts, Elizabeth de Groot, Sylvain Dieltjens, Priscilla Heynderickx &
Geert Jacobs (eds)
Researching Discourse in Business Genres. Cases and Corpora.
215 pages. 2012. ISBN 978-3-0343-1092-5 |

| Vol. 153 | Yongyan Zheng
Dynamic Vocabulary Development in a Foreign Language.
262 pages. 2012. ISBN 978-3-0343-1106-9 |

| Vol. 154 | Carmen Argondizzo (ed.)
Creativity and Innovation in Language Education.
357 pages. 2012. ISBN 978-3-0343-1080-2 |

| Vol. 155 | David Hirsh (ed.)
Current Perspectives in Second Language Vocabulary Research.
180 pages. 2012. ISBN 978-3-0343-1108-3 |

| Vol. 156 | Seiji Shinkawa
Unhistorical Gender Assignment in La3amon's *Brut*. A Case Study of a Late Stage
in the Development of Grammatical Gender toward its Ultimate Loss.
186 pages. 2012. ISBN 978-3-0343-1124-3 |

| Vol. 157 | Yeonkwon Jung
Basics of Organizational Writing: A Critical Reading Approach.
151 pages. 2014. ISBN 978-3-0343-1137-3. |

Vol. 158 Bárbara Eizaga Rebollar (ed.)
Studies in Linguistics and Cognition.
301 pages. 2012. ISBN 978-3-0343-1138-0

Vol. 159 Giuliana Garzone, Paola Catenaccio, Chiara Degano (eds)
Genre Change in the Contemporary World. Short-term Diachronic Perspectives.
329 pages. 2012. ISBN 978-3-0343-1214-1

Vol. 160 Carol Berkenkotter, Vijay K. Bhatia & Maurizio Gotti (eds)
Insights into Academic Genres.
468 pages. 2012. ISBN 978-3-0343-1211-0

Vol. 161 Beatriz Tizón-Couto
Clausal Complements in Native and Learner Spoken English. A corpus-based study with Lindsei and Vicolse. 357 pages. 2013. ISBN 978-3-0343-1184-7

Vol. 162 Patrizia Anesa
Jury Trials and the Popularization of Legal Language. A Discourse Analytical Approach.
247 pages. 2012. ISBN 978-3-0343-1231-8

Vol. 163 David Hirsh
Endangered Languages, Knowledge Systems and Belief Systems.
153 pages. 2013. ISBN 978-3-0343-1232-5

Vol. 164 Eugenia Sainz (ed.)
De la estructura de la frase al tejido del discurso. Estudios contrastivos español/italiano.
305 pages. 2014. ISBN 978-3-0343-1253-0

Vol. 165 Julia Bamford, Franca Poppi & Davide Mazzi (eds)
Space, Place and the Discursive Construction of Identity.
367 pages. 2014. ISBN 978-3-0343-1249-3

Vol. 166 Rita Salvi & Janet Bowker (eds)
Space, Time and the Construction of Identity.
Discursive Indexicality in Cultural, Institutional and Professional Fields.
324 pages. 2013. ISBN 978-3-0343-1254-7

Vol. 167 Shunji Yamazaki & Robert Sigley (eds)
Approaching Language Variation through Corpora. A Festschrift in Honour of Toshio Saito.
421 pages. 2013. ISBN 978-3-0343-1264-6

Vol. 168 Franca Poppi
Global Interactions in English as a Lingua Franca. How written communication is changing under the influence of electronic media and new contexts of use.
249 pages. 2012. ISBN 978-3-0343-1276-9

Vol. 169 Miguel A. Aijón Oliva & María José Serrano
Style in syntax. Investigating variation in Spanish pronoun subjects.
239 pages. 2013. ISBN 978-3-0343-1244-8

Vol. 170 Inés Olza, Óscar Loureda & Manuel Casado-Velarde (eds)
Language Use in the Public Sphere. Methodological Perspectives and Empirical Applications
564 pages. 2014. ISBN 978-3-0343-1286-8

Vol. 171 Aleksandra Matulewska
Legilinguistic Translatology. A Parametric Approach to Legal Translation.
279 pages. 2013. ISBN 978-3-0343-1287-5

Vol. 172 Maurizio Gotti & Carmen Sancho Guinda (eds)
Narratives in Academic and Professional Genres.
513 pages. 2013. ISBN 978-3-0343-1371-1

| Vol. 173 | Madalina Chitez
Learner corpus profiles. The case of Romanian Learner English.
244 pages. 2014. ISBN 978-3-0343-1410-7 |

| Vol. 174 | Chihiro Inoue
Task Equivalence in Speaking Tests.
251 pages. 2013. ISBN 978-3-0343-1417-6 |

| Vol. 175 | Gabriel Quiroz & Pedro Patiño (eds.)
LSP in Colombia: advances and challenges.
339 pages. 2014. ISBN 978-3-0343-1434-3 |

| Vol. 176 | Catherine Resche
Economic Terms and Beyond: Capitalising on the Wealth of Notions.
How Researchers in Specialised Varieties of English Can Benefit from Focusing on Terms.
332 pages. 2013. ISBN 978-3-0343-1435-0 |

| Vol. 177 | Forthcoming. |

| Vol. 178 | Cécile Desoutter & Caroline Mellet (dir.)
Le discours rapporté: approches linguistiques et perspectives didactiques.
270 pages. 2013. ISBN 978-3-0343-1292-9 |

| Vol. 179 | Ana Díaz-Negrillo & Francisco Javier Díaz-Pérez (eds)
Specialisation and Variation in Language Corpora.
341 pages. 2014. ISBN 978-3-0343-1316-2 |

| Vol. 180 | Pilar Alonso
A Multi-dimensional Approach to Discourse Coherence. From Standardness to Creativity.
247 pages. 2014. ISBN 978-3-0343-1325-4 |

| Vol. 181 | Alejandro Alcaraz-Sintes & Salvador Valera-Hernández (eds)
Diachrony and Synchrony in English Corpus Linguistics.
393 pages. 2014. ISBN 978-3-0343-1326-1 |

| Vol. 182 | Runhan Zhang
Investigating Linguistic Knowledge of a Second Language.
207 pages. 2015. ISBN 978-3-0343-1330-8 |

| Vol. 183 | Hajar Abdul Rahim & Shakila Abdul Manan (eds.)
English in Malaysia. Postcolonial and Beyond.
267 pages. 2014. ISBN 978-3-0343-1341-4 |

| Vol. 184 | Virginie Fasel Lauzon
Comprendre et apprendre dans l'interaction. Les séquences d'explication en classe
de français langue seconde.
292 pages. 2014. ISBN 978-3-0343-1451-0 |

| Vol. 185 | Forthcoming. |

| Vol. 186 | Wei Ren
L2 Pragmatic Development in Study Abroad Contexts
256 pages. 2015. ISBN 978-3-0343-1358-2 |

| Vol. 187 | Marina Bondi & Rosa Lorés Sanz (eds)
Abstracts in Academic Discourse. Variation and Change.
361 pages. 2014. ISBN 978-3-0343-1483-1 |

| Vol. 188 | Forthcoming. |

Vol. 189　Paola Evangelisti Allori (ed.)
Identities in and across Cultures.
315 pages. 2014. ISBN 978-3-0343-1458-9

Vol. 190　Erik Castello, Katherine Ackerley & Francesca Coccetta (eds).
Studies in Learner Corpus Linguistics. Research and Applications for Foreign Language Teaching and Assessment.
358 pages. 2015. ISBN 978-3-0343-1506-7

Vol. 191　Ruth Breeze, Maurizio Gotti & Carmen Sancho Guinda (eds)
Interpersonality in Legal Genres.
389 pages. 2014. ISBN 978-3-0343-1524-1

Vol. 192　Paola Evangelisti Allori, John Bateman & Vijay K. Bhatia (eds)
Evolution in Genre. Emergence, Variation, Multimodality.
364 pages. 2014. ISBN 978-3-0343-1533-3

Vol. 193　Jiyeon Kook
Agency in Arzt-Patient-Gesprächen. Zur interaktionistischen Konzeptualisierung von Agency
271 pages. 2015. ISBN 978-3-0343-1666-8

Vol. 194　Susana Nicolás Román & Juan José Torres Núñez (eds)
Drama and CLIL. A new challenge for the teaching approaches in bilingual education.
170 pages. 2015. ISBN 978-3-0343-1629-3

Vol. 195　Alessandra Molino & Serenella Zanotti (eds)
Observing Norm, Observing Usage. Lexis in Dictionaries and in the Media.
430 pages. 2015. ISBN 978-3-0343-1584-5

Vol. 196　Begoña Soneira
A Lexical Description of English for Architecture. A Corpus-based Approach.
267 pages. 2015. ISBN 978-3-0343-1602-6

Vol. 197　M Luisa Roca-Varela
False Friends in Learner Corpora. A corpus-based study of English false friends
in the written and spoken production of Spanish learners.
348 pages. 2015. ISBN 978-3-0343-1620-0

Vol. 198　Rahma Al-Mahrooqi & Christopher Denman
Bridging the Gap between Education and Employment. English Language Instruction in EFL Contexts.
416 pages. 2015. ISBN 978-3-0343-1681-1

Vol. 199　Rita Salvi & Janet Bowker (eds)
The Dissemination of Contemporary Knowledge in English. Genres, discourse strategies and professional practices.
171 pages. 2015. ISBN 978-3-0343-1679-8

Vol. 200　Maurizio Gotti & Davide S. Giannoni (eds)
Corpus Analysis for Descriptive and Pedagogical Purposes. ESP Perspectives.
432 pages. 2014. ISBN 978-3-0343-1516-6

Vol. 201　Ida Ruffolo
The Perception of Nature in Travel Promotion Texts. A Corpus-based Discourse Analysis.
148 pages. 2015. ISBN 978-3-0343-1521-0

Vol. 202　Ives Trevian
English suffixes. Stress-assignment properties, productivity, selection and combinatorial processes.
471 pages. 2015. ISBN 978-3-0343-1576-0

Vol. 203 Maurizio Gotti, Stefania Maci & Michele Sala (eds)
Insights into Medical Communication.
422 pages. 2015. ISBN 978-3-0343-1694-1

Vol. 204 Carmen Argondizzo (ed.)
European Projects in University Language Centres. Creativity, Dynamics, Best Practice.
371 pages. 2015. ISBN 978-3-0343-1696-5

Vol. 205 Aura Luz Duffé Montalván (ed.)
Estudios sobre el léxico. Puntos y contrapuntos.
502 pages. 2016. ISBN 978-3-0343-2011-5

Vol. 206 Maria Pavesi, Maicol Formentelli & Elisa Ghia (eds)
The Languages of Dubbing. Mainstream Audiovisual Translation in Italy.
275 pages. 2014. ISBN 978-3-0343-1646-0

Vol. 207 Ruth Breeze & Inés Olza (eds)
Evaluation in media discourse. European perspectives.
268 pages. 2017. ISBN 978-3-0343-2014-6

Vol. 208 Vijay K. Bhatia & Maurizio Gotti (eds)
Arbitration Discourse in Asia.
331 pages. 2015. ISBN 978-3-0343-2032-0

Vol. 209 Sofía Bemposta-Rivas, Carla Bouzada-Jabois, Yolanda Fernández-Pena,
Tamara Bouso, Yolanda J. Calvo-Benzies, Iván Tamaredo (eds)
New trends and methodologies in applied English language research III.
Synchronic and diachronic studies on discourse, lexis and grammar processing.
280 pages. 2017. ISBN 978-3-0343-2039-9

Vol. 210 Francisco Alonso Almeida, Laura Cruz García & Víctor González Ruiz (eds)
Corpus-based studies on language varieties.
285 pages. 2016. ISBN 978-3-0343-2044-3

Vol. 211 Juan Pedro Rica Peromingo
Aspectos lingüísticos y técnicos de la traducción audiovisual (TAV).
177 pages. 2016. ISBN 978-3-0343-2055-9

Vol. 212 Maria Vender
Disentangling Dyslexia. VenderPhonological and Processing Deficit in
Developmental Dyslexia.
338 pages. 2017. ISBN 978-3-0343-2064-1

Vol. 213 Zhilong Xie
Bilingual Advantages. Contributions of Different Bilingual Experiences to Cognitive
Control Differences Among Young-adult Bilinguals.
221 pages. 2016. ISBN 978-3-0343-2081-8

Vol. 214 Larissa D'Angelo
Academic posters. A textual and visual metadiscourse analysis.
367 pages. 2016. ISBN 978-3-0343-2083-2

Vol. 215 Evelyne Berger
Prendre la parole en L2. Regard sur la compétence d'interaction en classe de langue.
246 pages. 2016. ISBN 978-3-0343-2084-9

Vol. 216 David Lasagabaster and Aintzane Doiz (eds)
CLIL experiences in secondary and tertiary education: In search of good practices.
262 pages. 2016. ISBN 978-3-0343-2104-4

Vol. 217 Elena Kkese
         Identifying Plosives in L2 English: The Case of L1 Cypriot Greek Speakers.
         317 pages. 2016. ISBN 978-3-0343-2060-3

Vol. 218 Sandra Campagna, Elana Ochse, Virginia Pulcini & Martin Solly (eds)
         Languaging in and across Communities: New Voices, New Identities. Studies in Honour
         of Giuseppina Cortese.
         507 pages. 2016. ISBN 978-3-0343-2073-3

Vol. 219 Adriana Orlandi & Laura Giacomini (ed.)
         Defining collocation for lexicographic purposes. From linguistic theory to lexicographic
         practice.
         328 pages. 2016. ISBN 978-3-0343-2054-2

Vol. 220 Pietro Luigi Iaia
         Analysing English as a Lingua Franca in Video Games. Linguistic Features,
         Experiential and Functional Dimensions of Online and Scripted Interactions.
         139 pages. 2016. ISBN 978-3-0343-2138-9

Vol. 221 Dimitrinka G. Níkleva (ed.)
         La formación de los docentes de español para inmigrantes en distintos contextos
         educativos.
         390 pages. 2017. ISBN 978-3-0343-2135-8

Vol. 222 Katherine Ackerley, Marta Guarda & Francesca Helm (eds)
         Sharing Perspectives on English-Medium Instruction.
         308 pages. 2017. ISBN 978-3-0343-2537-0

Vol. 223 Juana I. Marín-Arrese, Julia Lavid-López, Marta Carretero, Elena Domínguez Romero,
         Mª Victoria Martín de la Rosa & María Pérez Blanco (eds)
         Evidentiality and Modality in European Languages. Discourse-pragmatic perspectives.
         427 pages. 2017. ISBN 978-3-0343-2437-3

Vol. 224 Gilles Col
         Construction du sens : un modèle instructionnel pour la sémantique.
         292 pages. 2017. ISBN 978-3-0343-2572-1

Vol. 225 Ana Chiquito & Gabriel Quiroz (eds)
         Pobreza, Lenguaje y Medios en América Latina.
         362 pages. 2017. ISBN 978-3-0343-2142-6

Vol. 226 Xu Zhang
         English Quasi-Numeral Classifiers. A Corpus-Based Cognitive-Typological Study.
         360 pages. 2017. ISBN 978-3-0343-2818-0

Vol. 227 María Ángeles Orts, Ruth Breeze & Maurizio Gotti (eds)
         Power, Persuasion and Manipulation in Specialised Genres. Providing Keys to the
         Rhetoric of Professional Communities.
         368 pages. 2017. ISBN 978-3-0343-3010-7

Vol. 228 Maurizio Gotti, Stefania Maci & Michele Sala (eds)
         Ways of Seeing, Ways of Being: Representing the Voices of Tourism.
         453 pages. 2017. ISBN 978-3-0343-3031-2

Vol. 229 Forthcoming.

Vol. 230 Forthcoming.

Vol. 231 Xiaodong Zhang
         Understanding Chinese EFL Teachers' Beliefs and Practices in the Textbook-Based Classroom.
         189 pages. 2017. ISBN 978-3-0343-3053-4

Vol. 232　Manuela Caterina Moroni & Federica Ricci Garotti (Hrsg.)
　　　　　Brücken schlagen zwischen Sprachwissenschaft und DaF-Didaktik.
　　　　　345 pages. 2017. ISBN 978-3-0343-2667-4

www.ingramcontent.com/pod-product-compliance
Ingram Content Group UK Ltd.
Pitfield, Milton Keynes, MK11 3LW, UK
UKHW021832210426
5322IPUK00004B/141